AF389703

ORTHOPHONIE

MÉTHODE NATURELLE OU PHYSIOLOGIQUE

DE LECTURE-ÉCRITURE ET D'ORTHOGRAPHE

4° X
101.

DROITS RÉSERVÉS

ORTHOPHONIE

MÉTHODE NATURELLE

OU PHYSIOLOGIQUE

DE LECTURE-ÉCRITURE ET D'ORTHOGRAPHE

AU MOYEN DE LAQUELLE ON PEUT

ENSEIGNER LA LECTURE DANS LES ÉCOLES PRIMAIRES, DONNER LA PAROLE

AUX SOURDS-MUETS,

CORRIGER LE BÉGAYEMENT ET TOUS LES VICES DE PRONONCIATION.

AVEC 40 FIGURES DANS LE TEXTE

PAR L. JULLIAN

ANCIEN DIRECTEUR DE L'ÉCOLE NORMALE DE MONTPELLIER

PARIS

LIBRAIRIE CH. DELAGRAVE, ÉDITEUR

15, RUE SOUFFLOT, 15

1880

BIBLIOTHÈQUE NATIONALE R.F. IMPRIMÉ

DU MÊME AUTEUR

A LA MÊME LIBRAIRIE

Principes de l'éducation des sourds-muets et des enfants arriérés (couronné par la Société pour l'instruction élémentaire de Paris).

Des Moyens de corriger les vices de prononciation (couronné par la Société pour l'instruction élémentaire de Paris).

Orthophonie. Mémoire sur l'enseignement de la parole aux sourds-muets et sur les moyens de corriger le bégayement et autres vices de prononciation. (Extrait du compte rendu des travaux du Congrès scientifique de France, tenu à Montpellier en décembre 1868.)

De l'Alcoomètre centésimal et de ses applications à l'industrie vinicole et ses analogues, avec tables. (Livre honoré d'une souscription par la Chambre de commerce de Montpellier.)

EXTRAITS DU PRÉSENT VOLUME

Tableaux d'articulation et de lecture.
Tableaux des touches vocales.

AVERTISSEMENT

La *Méthode* que nous publions a été d'abord composée en vue de l'enseignement de la parole aux sourds-muets.

Cette destination première nous avait amené à y faire entrer, comme préliminaire indispensable, une étude sommaire de l'appareil vocal de l'homme, et de la théorie du son qui l'explique.

Ce serait se méprendre, en effet, que de vouloir enseigner à se servir de cet appareil sans connaître les divers organes dont il se compose, et les conditions les plus favorables à l'exercice de ses fonctions (1).

Si la mère apprend la parole à son enfant sans étude préalable, c'est qu'elle obéit à une sorte d'instinct ; elle articule des sons sans avoir conscience des organes qu'elle met en mouvement ; l'enfant l'écoute, la regarde, imite les diverses formes qu'elle donne à sa bouche pour émettre les sons, et reproduit à son tour la merveille de la parole.

Il ne peut en être ainsi pour l'enfant privé de l'ouïe : n'ayant aucune idée des sons, rien ne l'excite à en produire ; le mutisme est une conséquence fatale de la surdité. Les efforts de la mère échouent devant l'altération organique ou le trouble fonctionnel de l'appareil vocal de son enfant ; car l'instinct ne se modifie pas : comme une force mécanique, il

(1) A l'École normale, nous montrions la structure de l'appareil vocal, au moyen des pièces d'anatomie clastique de nos collections.

procède toujours de la même manière ; et, s'il rencontre un obstacle, il s'arrête impuissant ou brise l'instrument qu'il est destiné à faire mouvoir (1).

A l'instinct, qui ne réfléchit pas, il faut donc substituer l'intelligence, qui étudie patiemment la structure des organes, leurs fonctions, leurs harmonies ; qui cherche à rétablir l'intégrité des parties, à coordonner les fonctions discordantes, à tourner ou vaincre les résistances offertes par des organes mal conformés ou par des habitudes anormales.

Ainsi conçue, notre Méthode fut ensuite et tout naturellement appliquée à la correction des vices de prononciation.

Frappé des bons résultats qu'elle donnait pour l'instruction des sourds-muets, nous l'employâmes avec plus de confiance encore, à l'enseignement de la lecture aux enfants doués de la parole et de l'ouïe : une expérience de plus de vingt ans a pleinement démontré la justesse de nos prévisions.

Aussi croyons-nous faire une chose utile en publiant cette Méthode en vue surtout de son emploi dans les écoles primaires. Précédée d'ailleurs des mêmes notions d'acoustique et de physiologie, accompagnée d'explications spéciales et d'exemples se rapportant à l'enseignement des sourds-muets et à la correction des vices de prononciation, notre Méthode a une triple destination : enseigner la lecture aux enfants qui jouissent de l'intégrité de leurs sens, — donner la parole aux sourds-muets, — corriger les vices de prononciation.

Éclairé par ces notions théoriques, l'enseignement même de la lecture, d'ordinaire si lent, si fastidieux et si peu apprécié, gagne en rapidité,

(1) L'aveugle de naissance apprend à parler, mais c'est parce qu'il est doué du sens de l'ouïe. Sous l'impulsion de l'instinct il vagit d'abord, et il s'entend vagir. Ses besoins satisfaits, il s'apaise pour renouveler ses cris sous le même stimulant ou sous l'aiguillon de la douleur. Peu à peu l'intelligence s'éveille, les notions s'associent, et il apprend qu'il doit émettre de la voix pour obtenir la satisfaction de ses désirs. Puis la mère étend ses idées en lui parlant de ses besoins, en nommant les objets dont il perçoit, par le tact et les autres sens, l'existence et les qualités. Il cherche à son tour à exprimer ses idées par la voix ; il s'essaye longtemps. Son oreille, devenue plus attentive et plus subtile pour suppléer à la vue, rectifie insensiblement les erreurs de position de ses organes vocaux ; enfin il arrive à la parole.

en agrément, en élévation ; et l'instituteur qui veut, peut réellement enseigner en savant et en artiste, la partie la plus humble de son programme, et la plus dédaignée du vulgaire.

Guidé par ses conseils et son exemple, ce n'est plus d'une façon inconsciente que son élève se sert de son clavier vocal ; il en joue comme d'un instrument dont il connaît parfaitement les touches, et corrige ses vices de prononciation naissants.

Un esprit attentif trouve d'ailleurs d'autres compensations au travail qu'il s'impose dans la pensée d'être utile. Il découvre dans cette étude ce qu'il trouve toujours dans l'observation de la nature, quelque région qu'il en explore, une intelligence qui conçoit, une puissance qui exécute et harmonise, une bonté qui l'émeut et le rend meilleur en l'élevant du phénomène sensible vers le Principe créateur.

Eu égard aux faits scientifiques sur lesquels notre méthode repose, et à sa triple destination, nous diviserons en quatre parties le livre où nous allons l'exposer :

1. Notions sur la théorie du son ;
2. Théorie de la voix ;
3. Enseignement de la lecture aux enfants des Écoles primaires ;
4. Enseignement de la parole aux sourds-muets, et correction des vices de prononciation.

Appliquée à l'enseignement de la lecture dans les Écoles primaires, notre Méthode a recours, comme pour l'instruction des sourds-muets, à trois moyens secondaires ou procédés que nous devons signaler ici : l'emploi du tableau noir, la substitution de l'écriture aux caractères imprimés, et la suppression de l'appellation des consonnes.

Ces moyens ont dans les résultats une part si importante, que nous en faisons des parties intégrantes de la méthode.

Tableau noir.—C'est un puissant moyen d'enseignement ; les murs des écoles devraient en être entièrement couverts : il parle aux yeux de près et de loin ; il fait nettement ressortir les formes et leurs détails ; il frappe fortement l'esprit et y fait plus facilement pénétrer la vérité ; il s'adresse à tous les élèves comme à un seul. Qui ne connaît son importance dans *l'enseignement des mathématiques et du dessin linéaire ou d'ornement ? Les effets sont les mêmes dans celui de la lecture et de l'écriture, de la grammaire, de l'histoire, de la géographie, etc.; et l'on peut dire que le niveau des études dans une école se mesure à l'usage qu'on y fait du tableau noir.*

D'autre part, ce mode d'enseignement de la lecture fait cesser l'état passif de l'élève: son esprit n'est plus une sorte de récipient inerte où l'on verse de temps à autre quelques idées ; son intelligence s'éveille, ses facultés acquièrent chaque jour plus d'énergie. Armé de son petit bâton de craie, l'enfant écrit d'abord sur le tableau noir, puis sur l'ardoise ou le cahier, les voyelles, les syllabes, les mots que lui dicte le maître ; il en fait une analyse phonétique dont chaque élément est rapporté à un mouvement d'organes ; et ces mouvements traduits par sa main en caractères graphiques reproduisent synthétiquement les syllabes et les mots dictés.

L'attention vivement frappée par ces nombreux moyens intuitifs, — car la vue, l'ouïe, le tact, sont constamment en action, — grave profondément dans la mémoire et d'une manière durable toutes les connaissances acquises.

Ainsi pratiqués, ces exercices ont pour conséquence des progrès rapides en lecture, en écriture et en orthographe.

Mais simultanément à cette gymnastique de l'esprit, l'enfant se livre à une gymnastique du corps très-favorable à sa santé, puisqu'elle satisfait le besoin impérieux de mouvement qu'éprouve le jeune âge : au lieu de l'immobilité à laquelle il est d'ordinaire condamné pendant ses leçons de lecture, l'enfant prend les attitudes les plus variées pour écrire sur les diverses parties du tableau , il fait ainsi des exercices musculaires très-propres à développer ses forces physiques ; chaque leçon de lecture se fait avec un véritable entrain, et devient une récréation instructive.

Nous ne parlons pas de l'émulation qui résulte de la comparaison facile et incessante du travail exécuté.

Il appartient à la sagacité du maître de retirer de ce procédé d'enseignement tout le bien qu'il renferme.

Ainsi qu'on le voit, l'emploi du tableau noir amène avec lui un autre précieux avantage : c'est la substitution presque forcée des caractères manuscrits aux caractères imprimés ; le tracé des premiers est en effet plus commode, plus rapide, et d'une utilité pratique immédiate : l'enfant apprend à lire et à écrire en même temps. De plus, l'écriture permettant d'occuper les élèves autant qu'on le veut, devient un auxiliaire de la discipline.

Cette substitution renverse l'ordre de l'enseignement de la lecture : on commence généralement par la lecture des imprimés et l'on termine par celle des manuscrits ; nous procédons en sens inverse : nous commençons par la lecture des caractères manuscrits et finissons par celle des imprimés.

En outre, l'instituteur pouvant varier les dimensions des lettres, la méthode s'applique indistinctement à l'enseignement individuel et à celui des groupes : on peut reproduire indéfiniment les tableaux de lecture, multiplier les exercices d'application, et y faire entrer ceux que suscitent les circonstances, ce qui augmente l'intérêt des leçons, et permet au maître de mieux diriger l'éducation des enfants (1).

Par une conséquence rigoureuse des principes physiologiques sur lesquels repose la Méthode, nous supprimons tout nom des consonnes. Cette suppression fait disparaître la plus grande difficulté de l'enseignement de la lecture, et accélère singulièrement les progrès des élèves.

Dans le but de rendre plus faciles à retenir les descriptions des touches vocales qui se trouvent dans la deuxième partie, et dont la connaissance est nécessaire à l'instituteur pour donner aux enfants une prononciation correcte, nous joignons à notre Méthode des dessins représentant ces touches aussi exactement que possible, surtout pour les consonnes. Les descriptions et les dessins se servent réciproquement de compléments.

(1) *Dans la famille, on peut se passer du tableau noir, et se contenter de l'ardoise ou du cahier. Si l'on se sert de l'ardoise, nous conseillons fortement l'emploi de l'ardoise en caoutchouc ou en carton-cuir, sans cadre, qui est plus légère, moins dure que l'ardoise naturelle, se conserve indéfiniment, et dont le prix ne dépasse pas 30 ou 40 centimes.*

On doit aussi adopter de préférence les crayons mous, qui exigent moins de pression, et n'alourdissent pas la main.

Enfin, à ces *vignettes de prononciation* nous ajoutons les *vignettes d'un alphabet manuel ou* mimique, mais dont l'emploi est purement facultatif. Cet alphabet a quelque utilité dans l'enseignement des sourds-muets et des entendants parlants, comme moyen de contrôle pendant les premières leçons ; il contribue, du reste, à satisfaire le besoin de mouvement qu'éprouvent les jeunes enfants, et leur donne l'agilité des doigts : c'est la gymnastique de la main. En faisant même exécuter les signes alternativement par les deux mains, on double l'aptitude des enfants pour la pratique des arts manuels.

Notre Méthode donnant une prononciation correcte, enseignant simultanément la lecture et l'écriture, est ortho-phono-graphique ; elle est réellement naturelle, car elle imite l'enseignement maternel en le perfectionnant, et elle repose sur des principes physiologiques vrais. Elle est appliquée depuis longtemps à l'école primaire annexée à l'école normale de Montpellier ; elle est exposée dans notre livre sur l'éducation des sourds-muets.

Notre travail d'aujourd'hui réunit, en les étendant sur plusieurs points, nos publications antérieures sur l'orthophonie.

Les instituteurs qui voudraient se borner à l'enseignement strict de la lecture-écriture peuvent se dispenser d'étudier les notions théoriques sur le son et la voix, et se guider d'après les conseils qui accompagnent l'emploi des tableaux de lecture.

On ne conteste plus aujourd'hui la possibilité de donner la parole aux sourds-muets de naissance. Bon nombre d'établissements comptent des sujets dont l'éducation a été faite par ce moyen d'expression de la pensée. L'établissement de Montpellier en offre de remarquables exemples.

Madame la Supérieure nous a fait l'honneur de nous demander notre concours pour son œuvre de charité. Nous la remercions de cet appel, qui nous permet de faire d'utiles observations, dont profiteront de pauvres enfants si dignes d'intérêt.

ORTHOPHONIE

MÉTHODE NATURELLE OU PHYSIOLOGIQUE

DE

LECTURE - ÉCRITURE

ET D'ORTHOGRAPHE

PREMIÈRE PARTIE

DU SON

Fixez par ses extrémités une corde d'un faible diamètre, une ficelle de tourneur, par exemple, et tendez-la au moyen d'une cheville fonctionnant comme un tour, ou au moyen d'un chevalet qui la soutienne à la manière des cordes d'un violon.

Abandonnez ensuite cette corde à elle-même ; elle prendra un état de repos qu'on nomme *équilibre*.

Si alors avec les doigts ou avec un archet, ou par un choc, vous écartez cette corde de sa position, elle y reviendra en exécutant à droite et à gauche une série de mouvements de va-et-vient ou *vibrations*, qui durent plus ou moins longtemps.

A cause de la persistance de la sensation visuelle, ces mouvements de translation, malgré leur excessive rapidité, se manifestent à l'œil sous la forme d'un renflement ou fuseau qui va s'affaiblissant de plus en plus, jusqu'à ce que la corde se soit remise au repos (1).

On constate mieux encore le mouvement vibratoire au moyen d'une boule de sureau, de métal, ou une noix de galle suspendue à un petit fil tenu à la main, et qu'on approche de la corde en mouvement.

A chaque contact la boule rebondit, retombe pour rebondir encore.

(1) On peut faire l'expérience plus simplement : On attache la corde à un point fixe par une de ses extrémités et on la tend en tirant l'autre extrémité avec la main gauche. On fait vibrer la corde en la pinçant avec les doigts de la main droite.

Les mêmes phénomènes vibratoires se produisent encore lorsqu'on frappe avec une baguette, une membrane tendue, ou les parois d'une cloche métallique ou de cristal.

Une petite boule qu'on présente alors, ou des grains de sable qu'on répand à la surface, rebondissent comme c'est arrivé avec la corde, ce qui constate le mouvement vibratoire dont la membrane et la cloche sont animées.

Le doigt, légèrement appliqué sur la corde ou la membrane, éprouve un frémissement résultant des chocs successifs produits par le mouvement vibratoire.

Dans tous ces cas, l'écart extrême de la corde, de la membrane ou des parois de la cloche, se nomme *amplitude de la vibration*.

Le même fait a lieu avec des lames de métal, de bois, etc.

Mais, tandis que ces mouvements vibratoires se manifestent dans les objets dont nous venons de parler, un phénomène plus remarquable encore se produit en nous, phénomène dont l'expérience a placé le siége dans l'oreille : nous *entendons*, nous percevons un *son*.

Le *son* est donc l'effet, la sensation que produisent sur notre oreille les vibrations des corps.

Mais comment ces vibrations, qui ont lieu à distance, peuvent-elles affecter notre oreille ?

Trouvez le moyen de faire vibrer, avec l'aide d'un appareil d'horlogerie, un timbre métallique, une corde, placés sous le récipient d'une machine pneumatique. Les sons seront bien perceptibles d'abord ; mais à mesure que, par le fonctionnement de la machine, vous ferez le vide, le son s'affaiblira au point d'être anéanti, pour reprendre son éclat à mesure que vous introduirez de nouveau l'air dans le récipient.

L'air est donc, dans cette expérience, le conducteur, le véhicule du son, c'est-à-dire des vibrations, causes du son.

Comment expliquer ce rôle de l'air ?

Pour rendre notre réponse intelligible, il est nécessaire de recourir à une expérience que l'on fait dans les cabinets de physique, sur le choc des corps élastiques.

Prenez deux boules d'ivoire de même grosseur, et munies d'un crochet par lequel, au moyen d'un fil, vous les suspendez à une règle tenue horizontalement.

Disposez les deux boules de manière qu'elles se trouvent à la même hauteur et que, les fils de suspension étant parallèles, les boules soient au contact.

Saisissez alors une de ces boules, écartez-la de sa position d'équilibre, et laissez-la retomber sur l'autre, de façon que le choc ait lieu sur la ligne qui joignait leurs centres à l'origine du mouvement.

Vous verrez alors la bille tombante se remettre instantanément au repos et la bille frappée se mettre en mouvement. L'une cède à l'autre le mouvement dont elle était animée.

C'est l'effet que l'on voit quelquefois se produire dans le jeu de boules ou de billard, lorsqu'une boule lancée en frappe une autre suivant la ligne des centres.

Au lieu des deux billes de l'expérience précédente, disposez-en trois, quatre, cinq… d'une manière analogue. Puis, prenant l'un des extrêmes, laissez-la retomber suivant les conditions indiquées.

Toutes les boules resteront au repos, excepté celle de l'extrémité opposée, qui se mettra en mouvement : la boule soulevée avec la main, la première, a frappé la deuxième, lui a cédé son mouvement et s'est mise au repos ; la deuxième a cédé son mouvement à la troisième, qui l'a communiqué à la quatrième, laquelle l'a transmis à la cinquième, et celle-ci, obéissant au mouvement reçu, se porte en avant.

Cela posé, revenons à l'air. Ce fluide est éminemment compressible et élastique.

Supposez placé dans l'air un corps susceptible de vibrer, et concevez l'air disposé en sphères ou couches concentriques autour de ce corps.

Frappez maintenant ce corps, et voilà un centre de vibration.

Ces vibrations donnent une impulsion à la première couche d'air en contact, qui la communique à la deuxième et rentre au repos ; la deuxième la communique à la troisième et rentre en repos ; la troisième agit de même sur la quatrième ; celle-ci sur la cinquième et ainsi de suite, jusqu'à ce que le mouvement propagé au loin finisse par s'éteindre.

Des spectateurs échelonnés dans diverses directions percevront successivement le son, au fur et à mesure qu'ils seront atteints par les ondes aériennes.

C'est ainsi qu'une vague, s'élevant au loin dans la mer, détermine devant elle la formation successive d'autres vagues jusqu'au rivage. On peut remarquer le même fait dans une pièce d'eau tranquille où on laisse tomber une pierre.

Voilà donc comment les vibrations qui se produisent à distance arrivent jusqu'à nous : l'air leur sert bien de véhicule.

Mais, ainsi que nous l'avons fait remarquer, les ondes sonores n'ont pas de mouvement de translation : chacune se forme par le choc de celle qui précède immédiatement.

On peut encore avoir une idée du mouvement ondulatoire des couches aériennes par une expérience empruntée à un jeu d'enfant. Qu'on étende, en effet, une corde de quelques mètres sur un sol uni, sur un parquet. Si, saisissant une extrémité de cette corde avec la main, on lui imprime une secousse dans le sens vertical ou horizontal, on voit aussitôt des ondulations se produire de cette extrémité à l'autre ; toutes les parties de la corde entrent successivement en mouvement, mais il n'y a évidemment pas translation de ces parties.

Remarquons aussi que, de même que la chute simultanée de plusieurs corps dans une pièce d'eau tranquille y détermine autant de centres d'ondulation dont les cercles s'étendent et s'entre-croisent sans se nuire, de même de plusieurs centres de vibration dans l'air naissent des sphères d'ondulation concentriques qui se propagent et s'entre-croisent sans se faire mutuellement obstacle : — ce qui explique pourquoi nous pouvons entendre plusieurs sons à la fois.

Ce qui se produit dans l'air se passe aussi dans les liquides et dans les corps solides. Un bruit produit dans l'eau est perçu par l'oreille plongée dans ce fluide ; un léger ébranlement déterminé dans un corps solide se propage dans toute la masse : témoin le bruit perçu à l'extrémité d'une longue poutre légèrement frappée à l'extrémité opposée.

Est-il possible de se faire une idée de l'effet produit sur notre oreille par les vibrations et les ondes aériennes ?

Un mot sur la structure de cet organe est indispensable pour rendre la réponse compréhensible.

L'oreille de l'homme se compose de trois parties : (fig. 1).

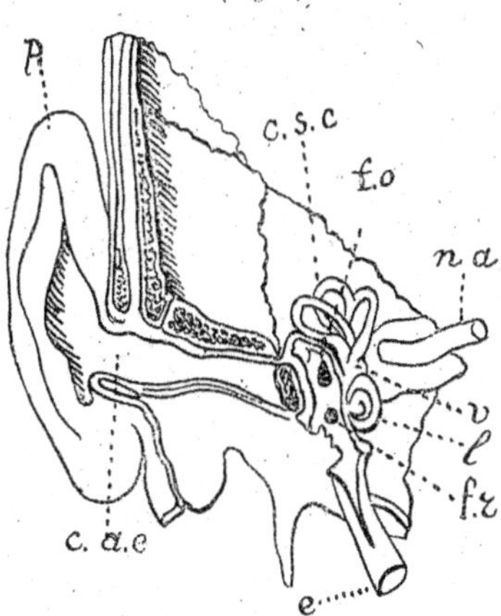

Oreille. — *p*, pavillon ; — *c. a. e*, conduit auditif externe ; — *e*, trompe d'Eustache ; — *c. s. c*, canaux semi-circulaires ; —*v*, vestibule ;—*l*, limaçon : — *n. a*, nerf acoustique ; — *f. o*, fenêtre ovale ; — *f. r*, fenêtre ronde.

1° De *l'oreille externe*, formée du pavillon et du conduit auditif externe.

2° De *l'oreille moyenne*, cavité creusée dans une partie de l'os temporal appelée *rocher*. Cette deuxième partie est séparée de l'oreille externe par une membrane appelée *tympan*, tendue entre les deux cavités comme la peau d'un tambour.

L'oreille moyenne communique avec l'arrière-bouche par un canal semi-osseux, semi-cartilagineux, appelé *trompe d'Eustache*, qui permet à l'air d'affluer dans cette cavité.

3° De *l'oreille interne* ou *labyrinthe*, formée d'une cavité osseuse dont la partie médiane porte le nom de *vestibule*, et dont les parties extrêmes ont reçu, à cause de leur forme, l'une le nom de *limaçon*, et l'autre celui de *canaux semi-circulaires*.

Les parois du vestibule et du limaçon en rapport avec l'oreille moyenne présentent deux ouvertures connues sous les désignations de *fenêtre ovale*, dans la paroi du vestibule, et de *fenêtre ronde*, dans celle du limaçon. Ces fenêtres sont fermées par des membranes analogues à celle du tympan.

Sur le tympan et sur la fenêtre ovale appuie une série de quatre osselets : le *marteau*, *l'enclume*, *l'os lenticulaire* et *l'étrier*, qui, par le moyen de petits muscles, peuvent presser sur ces membranes et en faire varier la tension. Le manche du marteau appuie sur le tympan ; l'étrier presse sur la membrane de la fenêtre ovale.

La cavité de l'oreille interne est remplie d'un liquide de nature aqueuse.

Le nerf acoustique complète l'oreille interne, dont il forme la partie essentielle. Emergeant du cerveau, il suit le conduit auditif interne creusé dans le rocher, arrive dans le labyrinthe, dans le liquide duquel il se baigne et se ramifie à la manière du chevelu des racines dans une pièce d'eau.

Cela exposé, voici le mécanisme de l'audition. Un corps sous l'action d'une cause quelconque entre en vibration ; les vibrations se communiquent à l'air, qui de proche en proche les transmet jusqu'au pavillon de l'oreille, lequel les recueille et les fait s'engouffrer dans le conduit auditif externe ; les ondes aériennes frappent le tympan, qui vibre et fait vibrer l'air de l'oreille moyenne. Les membranes des fenêtres ronde et ovale vibrent et font vibrer le liquide du vestibule et du limaçon, dont les ondes frappent les ramifications du nerf acoustique.

L'impression de ces chocs se transmet au cerveau par le nerf acoustique, et alors s'accomplit un phénomène psychologique : le *moi* perçoit le son.

Comment en définitive les vibrations, phénomène physique, agissent-elles sur le *moi*, principe immatériel ? La science n'en dit rien, pas plus qu'elle n'explique la vision et les fonctions finales des autres sens.

Ainsi, par l'ouïe, l'homme éprouve le contre-coup des ébranlements moléculaires qui se produisent dans l'espace, et ces ébranlements, avec l'aide de quelques expériences inconscientes et originairement faites, lui révèlent l'existence des corps, leur nature, leurs directions, leurs distances et leurs mouvements !

VITESSE DE PROPAGATION DES ONDES SONORES

Dans l'air, les ondes sonores se propagent dans tous les sens, avec une vitesse moyenne de 340 mètres par seconde.

Dans l'eau, la vitesse est d'environ 1435 mètres ; dans les solides, elle est plus considérable encore : dans les fils de fer, elle est de 3485 mètres, dans le zinc et le cuivre, de 3700 m. ; dans l'acier, de 5000 mètres.

QUALITÉS DU SON

On distingue dans les sons : *la hauteur, le timbre et l'intensité*

Hauteur

Pour donner une idée exacte de cette qualité du son, établissons quelques analogies entre les sensations auditives et les impressions éprouvées par les autres sens.

L'observation apprend que les sensations du goût et de l'odorat, tout en conservant la même nature, varient cependant en vivacité, suivant la quantité du corps sapide ou odorant qui les détermine ; de telle sorte que prenant, comme point de départ les sensations produites par une quantité fixe de ces corps, on pourrait former des échelles de saveur et d'odeur, en faisant varier les quantités pondérables de ces corps, et notant chaque fois les nuances d'impressions éprouvées par les deux sens.

Sous l'influence du calorique, notre tact éprouve la sensation générale de chaleur ; mais que de nuances dans cette sensation !

En expérimentant seulement avec la main sur une série de bains dont les termes extrêmes seraient la glace fondante et l'eau bouillante, on éprouve une foule de sensations diverses, dont quelques-unes sont déjà désignées par les expressions : *glacé... froid... frais... tempéré... tiède... chaud... cuisant... brûlant.* Et que de degrés encore en deçà et en delà des termes choisis !

Ce même calorique appliqué à une tige de fer, par exemple, se transforme à mesure de ses accroissements depuis la température ordinaire jusqu'à la haute température du feu de forge, en sensations lumineuses très-diverses formant une *échelle chromatique*, dont quelques degrés sont désignés par le nom de *gris... brun... sombre... rouge-sombre... rouge... rouge-orangé... rouge-vif... rouge-cerise... rouge-blanc...*

Un rayon de lumière solaire tombe-t-il sur notre œil, nous éprouvons une impression que nous rendons par le mot blanc ; mais, si le même rayon traverse un prisme de cristal, il est décomposé en d'autres rayons élémentaires, dont chacun produit sur l'organe visuel une sensation différente, et contribue ainsi à former une échelle de sensations chromatiques dont les principaux degrés

sont désignés par les termes : *rouge... orangé... jaune... vert... bleu... indigo...*
violet...

Que de nuances encore, en combinant les rayons élémentaires deux à deux,
trois à trois, etc.!

Nous voilà arrivés à l'ouïe.

Qu'un artiste promène son archet sur les cordes d'un violon : aussitôt nous
éprouvons une multitude de sensations acoustiques, parmi lesquelles nous remarquons celles désignées par *a... e... é... è... ê... â... i...,* etc.

La raison de ces impressions si diverses est en partie, comme pour les autres
sens, dans l'énergie de la cause déterminante.

Les physiciens démontrent en effet, par des moyens aussi simples qu'ingé-
nieux (1), que ces sensations répondent à des nombres déterminés de vibrations;
et, comme les musiciens, ils nomment *graves* les sensations qui correspondent
aux nombres les plus faibles de vibrations produites dans un temps donné, la
seconde, par exemple; *aigus,* les sons correspondant aux nombres les plus
élevés de vibrations; et *médiums,* ceux qui sont produits par les nombres intermédiaires de mouvements vibratoires. On forme ainsi une *échelle* ou *gamme* de
sensations acoustiques. Mais il y a bien des nuances dans ces trois groupes :
grave, médium, aigu.

Les sensations représentées par les syllabes conventionnelles *do, re, mi, fa,*
sol, la, si, do, forment une série, une gamme, une phrase, qui satisfait l'oreille,
comme une série d'idées satisfait l'esprit. Les musiciens prolongent cette série
par ses deux extrémités, en conservant entre les sensations les mêmes rapports
vibratoires; ils y introduisent des sensations intermédiaires, dièzes et bémols,
et forment ainsi comme un carnet, un *registre* où ils puisent des sensations qu'ils
combinent de diverses manières; ils en composent un langage qui plaît à l'oreille
et charme à la fois l'intelligence et le cœur.

La position des sons sur ce registre en constitue la *hauteur,* et cette position
dépend du nombre des vibrations auquel chaque son correspond.

Pour donner, au moyen de la vue, une idée de la hauteur des sons de ce registre, les musiciens les représentent par des signes appelés *notes,* placés sur
les degrés et dans les intervalles d'une échelle dite *portée musicale.* Mais l'éducation seule apprend à donner à ces notes leur véritable valeur acoustique.

Timbre

Le timbre est cet élément acoustique qui fait qu'on distingue l'un de l'autre
deux sons parfaitement identiques quant à la hauteur, mais produits par des instruments différents.

____

(1) Roue de Savart, - Sirène de Cagniart de La Tour.

Ainsi, on distingue aisément entre eux des sons produits par le violon, la flûte, la clarinette ou la voix humaine, ou par diverses voix humaines.

Le timbre est évidemment dû à des vibrations, puisque les vibrations seules affectent l'organe de l'ouïe, mais à des vibrations spéciales s'ajoutant à celles du son fondamental ou principal, et dépendant de la constitution moléculaire de l'instrument et de ses accessoires.

Nous comparerions volontiers le timbre acoustique à cette sorte de timbre gustatif qui fait que des saveurs de même nature, causées par des corps sapides différents, se distinguent cependant les unes des autres.

La feuille de buis, le houblon, l'aloès, l'amande amère, donnent des sensations gustatives de même nature, mais qui cependant se distinguent entre elles par un élément sapide propre à chacune de ces substances.

M. Helmholtz définit le timbre : l'effet combiné du son fondamental et de ses harmoniques (1).

Deux sons fondamentaux identiques doivent avoir les mêmes harmoniques, et cependant on distingue les deux sons l'un de l'autre. Il y a donc d'autres éléments qui concourent à la formation du timbre ; ces éléments se trouvent, nous l'avons dit, dans la constitution moléculaire des instruments.

Intensité

L'intensité est cette qualité qui fait que deux sons produits par le même instrument, et identiques quant à la hauteur, se distinguent cependant l'un de l'autre par leur force ou leur éclat.

On démontre facilement par l'expérience que cette qualité est due à l'amplitude des vibrations des cordes ou des membranes sonores. On n'a qu'à écarter de plus en plus une corde de violon de sa position de repos et l'abandonner ensuite brusquement à elle-même : elle rendra des sons de plus en plus éclatants, mais de même hauteur, à mesure qu'on augmentera l'amplitude des vibrations.

(1) Voir ci-après : *Son fondamental et ses harmoniques.*

LOIS DES VIBRATIONS DES CORDES

OU RELATION DE LA HAUTEUR DES SONS AVEC LA LONGUEUR, LE DIAMÈTRE.
LA DENSITÉ ET LA TENSION DES CORDES

Nous avons déjà dit que la hauteur des sons, ou acuité des sensations acoustiques, croît avec le nombre des vibrations. Or, selon une formule de Lagrange,

$$n = \frac{1}{r\,l} \sqrt{\frac{p\,g}{\pi\,d}} \qquad (1)$$

formule facile à vérifier par l'expérience, le nombre des vibrations des cordes, et par conséquent la hauteur du son, dépend de la longueur, du diamètre, de la tension et de la densité des cordes, et est soumise aux lois suivantes :

1° La hauteur des sons, c'est-à-dire le nombre de vibrations correspondant, est en raison inverse de la longueur des cordes, les trois autres éléments restant identiques. Ainsi de deux cordes dont l'une a pour longueur 1 et l'autre 1/2, celle-ci rend un son d'un nombre de vibrations double, et qui est par conséquent l'octave aiguë du son donné par la première.

2° La hauteur des sons est en raison inverse du diamètre des cordes.

3° La hauteur des sons rendus par les cordes augmente avec la force qui les tend (*proportionnellement à la racine carrée des poids tenseurs*).

4° La hauteur des sons rendus par les cordes diminue avec la densité de ces cordes, c'est-à-dire avec les poids de ces cordes à longueurs égales. (*En raison inverse de la racine carrée des densités*).

On voit par là qu'il est facile d'obtenir des cordes de longueurs telles que, fixées par leurs extrémités et placées côte à côte, elles donnent par la percussion, le frottement ou le pincement, les sensations d'un ou plusieurs registres ; c'est le cas de la harpe, du violon, du piano.

Le violon n'a que quatre cordes ; mais elles sont de nature et de diamètre différents : cordes à boyau, cordes métalliques, dont l'artiste fait en outre varier la longueur en appuyant les doigts sur les diverses parties de leur étendue.

(1) Dans cette formule, n représente le nombre des vibrations exécutées par une corde dans une seconde ; l la longueur de cette corde ; r, son rayon ; p, le poids tenseur ; d, la densité ; g, l'intensité de la pesanteur ; π, le rapport de la circonférence au diamètre.

Si nous tendons une corde au-dessus d'une caisse qui en renforce le son, cette corde pincée vibrera dans toute sa longueur et rendra un son que nous prendrons pour le *do* inférieur de la gamme.

Si ensuite, au moyen d'un chevalet et à partir d'une extrémité, nous raccourcissons successivement la longueur de cette corde, de façon à lui faire donner les notes *re, mi, fa, sol, la, si, do,* — on remarquera :

que la longueur correspondant au *re* est les $^8/_9$ de la longueur totale ;

que celle correspondant   au *mi*   — $^4/_5$ —

  —   au *fa*   — $^3/_4$ —

  —   au *sol*   — $^2/_3$ —

  —   au *la*   — $^3/_5$ —

  —   au *si*   — $^8/_{15}$ —

  —   au *do*   — $^1/_2$ —

et que, par conséquent, d'après la première loi ci-dessus, les nombres des vibrations correspondant à chaque note sont en raison inverse des longueurs trouvées.

Le nombre des vibrations correspondant à une note étant une fois déterminé, on en déduit immédiatement les vibrations des autres.

Il faut tenir compte en outre de cette observation, à savoir : qu'on dièze une note en la multipliant par $^{25}/_{24}$; et qu'on la bémolise en la multipliant par $^{24}/_{25}$.

SON FONDAMENTAL ET SONS HARMONIQUES RENDUS
PAR UNE CORDE

On appelle *son fondamental* le son que rend une corde en vibrant dans toute sa longueur.

Mais ce son n'existe pas seul : si l'on pince fortement une corde, ou qu'on l'ébranle d'un coup d'archet en certains points déterminés, (à la $^1/_2$, au $^1/_3$, au $^1/_4$, au $^1/_5$ de sa longueur), il se produit, outre les vibrations générales qui donnent le son fondamental, des vibrations particulières ou *ventres*, donnant des sons successifs de plus en plus aigus, qui se font entendre en même temps que le son fondamental, mais qu'on ne perçoit qu'en prêtant beaucoup d'attention à cause de leur plus faible intensité.

Ainsi, par exemple, si dans un piano on attaque la corde qui donne le do_2, son fondamental, et que l'on écoute bien attentivement, on entend simultanément, outre ce son fondamental, une série de sons de plus en plus aigus, mais d'une faible intensité, dont il est facile de déterminer la position sur les touches ascendantes, et qu'on reconnaît être sur les 8e, 12e, 17e, 19e, etc., à partir de celle du do_2.

Ces sons accessoires sont les *harmoniques* du son fondamental.

Il suffit de compter sur les touches, pour reconnaître que le premier harmonique est l'*octave supérieure* du son fondamental ; que le deuxième harmonique est la *quinte* de l'octave ; le troisième, *la double octave ;* le quatrième, la *tierce* de la double octave ; le cinquième, la *quinte* de la double octave, etc.

C'est l'effet combiné du *son fondamental* et de ses *harmoniques*, qui constitue le *timbre* de la note, ainsi que nous l'avons dit plus haut.

Les mêmes effets se produisent sur les membranes, les cloches, les lames en vibration.

DES CAUSES QUI INFLUENT SUR L'INTENSITÉ DES SONS

1° L'intensité du son produit à l'air libre s'affaiblit à mesure que la distance augmente. L'affaiblissement est en raison directe du carré des distances.

2° L'intensité du son se maintient au contraire à de grandes distances, lorsque les ondes sonores pénètrent dans un tuyau voisin du lieu d'origine, parce qu'au lieu de se propager dans tous les sens, les ondes subissent sur les parois du tube des réflexions qui les dirigent en faisceaux parallèles vers l'autre extrémité. Les ondes se propagent ainsi au loin, de sorte que deux personnes placées aux extrémités d'un tuyau de plusieurs centaines de mètres de long peuvent facilement converser à voix basse.

L'évasement de l'extrémité par laquelle s'échappent les ondes contribue aussi à la propagation et au renfoncement du son: témoin le porte-voix.

C'est par une raison analogue à la précédente.

3° L'intensité du son augmente dans le voisinage d'une cavité dont les parois sont susceptibles de vibrer ou de répercuter le son ; exemples : caisse de violon de guitare, parois d'une voûte.

4° Lorsque, au contraire, l'onde sonore rencontre des corps qui ne sont pas susceptibles de vibrer ou de répercuter les sons, tels que les meubles ou les draperies d'une salle, l'intensité du son s'affaiblit.

Moyens de produire des ondes sonores dans un tube

Il faut placer d'abord, à l'orifice du tube, des corps susceptibles de vibrer, tels que des fils tendus, une lame de métal, de bois ou d'ivoire convenablement adaptés à leur destination ; une membrane tendue sans solution de continuité ou présentant une fente en forme de boutonnière ; ou, ce qui revient au même, deux membranes juxtaposées, telles que deux lames d'écorce ou deux feuilles d'arbre ; un tube d'écorce d'arbre aplati et aminci par un bout, dispositions qui portent le nom d'*anches*.

Il faut ensuite mettre ces divers objets en vibration par un moyen convenable, tel qu'un choc (peau de tambour), ou un courant d'air amené par un canal adapté à l'orifice du tube.

Ces divers objets entrent alors en vibration, font vibrer à leur tour l'air du tuyau, et le son se produit avec des hauteurs variables, ainsi que nous allons le dire.

Dans plusieurs instruments de musique, (cor, trompette), les lèvres de l'exécutant forment l'anche, et la bouche, le canal qui amène l'air.

On considère en acoustique deux espèces de tubes sonores : les tubes ouverts par les deux bouts, et les tubes fermés par le bout opposé à la *bouche* ou orifice de vibration.

Relations de la hauteur des sons avec la longueur et le diamètre des tubes qui les produisent

1° Tubes ouverts

Cette relation est soumise à la double loi suivante :

La hauteur des sons produits par deux tubes est en raison inverse de la longueur et du diamètre de ces tubes ; ainsi, *de deux tubes de même diamètre, le plus long donne les sons les plus graves ;* de telle sorte que si la longueur de l'un est *double de celle de l'autre, le plus court donne des sons qui sont à l'octave aiguë* des sons produits par le premier ; et de *deux tubes qui ont la même longueur, le plus étroit donne les sons les plus aigus.*

On comprend donc parfaitement qu'il soit possible de fabriquer des tubes de longueurs et de diamètres tels qu'ils donnent tous les sons qu'on désire.

Adaptant ensuite ces tubes à des ouvertures pratiquées dans la paroi supérieure d'une caisse où arrive un courant d'air, on aura un instrument donnant les sons d'un registre plus ou moins étendu : cet instrument c'est *l'orgue.*

Pour que tous ces tubes ne jouent pas à la fois, on en ferme les bouches avec des tampons à levier, que soulèvent d'autres leviers mus par les doigts de l'exécutant.

Tous ces leviers ou *touches*, rangés en lignes, forment le *clavier* sur lequel l'artiste promène ses mains pour produire de savantes combinaisons acoustiques.

Dans les grandes orgues, le courant d'air qui fait vibrer les *anches* est produit

par un soufflet mis en mouvement par un aide, et est conduit à la caisse à musique ou *sommier* par un tuyau *porte-vent*.

Dans les petits instruments, le *souffleur* est remplacé par des leviers dits *pédales*
que l'exécutant meut avec ses pieds.

L'exercice apprend à l'artiste à modérer son souffle, à le faire arriver à propos,
à lui donner une pression ou tension convenable.

Les pieds, qui donnent le souffle, et les mains, qui déterminent l'émission du
son, doivent harmoniser leurs mouvements sous la direction de l'intelligence
et de la volonté, jusqu'à ce que ces actions complexes passent à l'état d'habitude.

La rapidité du courant d'air élève la hauteur des sons rendus par les tubes,
puisque les vibrations des lames, des anches ou des cordes sont rendues plus
rapides.

Les tubes ouverts donnent, comme les cordes, un *son fondamental* et la même
série d'*harmoniques*.

Les harmoniques ajoutés à la sensation du son fondamental donnent une sensation résultante, qui est le *timbre* de la note fondamentale.

Le timbre est donc un son composé que l'analyse peut réduire à ses éléments,
ainsi que nous l'avons déjà dit. Mais à ce timbre s'ajoutent les vibrations des
parois mêmes du tube, ce qui amène encore des modifications dans ce timbre
primitif.

2° Tubes fermés

Ces tubes, fermés à l'extrémité opposée à la *bouche*, présentent cependant une
ouverture à cette bouche même, afin que l'air introduit par le courant puisse
sortir.

Ces tubes rendent des sons dont la hauteur est à l'octave inférieure du son
rendu par un tube ouvert de même longueur.

Une clé forée est un tube fermé qui produit des sons plus ou moins aigus suivant la profondeur du tube et la force du courant d'air qu'on y introduit. Les
enfants se fabriquent des sortes de flûtes en séparant un tube d'écorce d'une
branche d'arbre fraîche, tube dont ils font varier la longueur en y faisant mouvoir la partie correspondante de la branche dénudée. Avec des morceaux de roseau de diverses longueurs, tous fermés par le bas et juxtaposés en ligne droite,
les bergers font de grossiers instruments de musique désignés sous le nom de
flûtes de Pan.

De même, une bouteille ou autre vase, dans lequel on introduit un courant
d'air, produit l'effet d'un tube fermé.

DEUXIÈME PARTIE

DE LA VOIX

Appareil vocal de l'homme

CHAPITRE I

Nous venons de voir que l'homme, par son oreille, éprouve des sensations très-variées dont la cause déterminante est dans les vibrations des corps qui l'entourent, transmises à son âme par le fluide aérien où il est plongé.

Mais il n'est pas longtemps resté dans ce rôle passif : observant les corps d'où partaient les causes de ses sensations acoustiques, il s'en est emparé, il les a façonnés suivant des lois successivement découvertes et en a formé ces merveilleux instruments qui, sous l'action de son souffle ou de ses doigts, à la fois délicats et puissants, expriment ses joies et ses douleurs, les douces affections du foyer domestique ; font retentir les airs des mâles accents de son patriotisme, ou envoient sur les ailes des vents, jusque dans les profondeurs de l'espace, les élans de son admiration et de son amour pour l'Auteur de l'univers.

En outre, l'homme porte, au-dedans de lui-même, un organe à vibrations qui lui permet de propager tout autour de lui des ondes sonores, et de communiquer à ses semblables, de près et de loin, tous les mouvements de son âme, toutes les nuances de ses pensées et de ses sentiments : c'est son *organe vocal*.

Cet instrument est plus merveilleux encore que tous ceux qu'il a lui-même inventés; et celui de ces instruments dont son organe vocal se rapproche le plus, c'est l'orgue, dont nous avons fait connaître tout à l'heure le mécanisme et le jeu.

C'est un orgue, en effet, mais un orgue à un seul tuyau, qui produit néanmoins les sons d'un registre musical étendu, grâce à l'excessive mobilité de ses parois et à la tension variable des cordes vocales.

Ces sons, nuancés ensuite à l'infini par des organes spéciaux placés à l'extrémité supérieure du tube, donnent aux produits de l'appareil vocal de l'homme, une richesse acoustique prodigieuse, qui en fait le plus ravissant instrument de musique et le plus parfait moyen d'expression de la pensée.

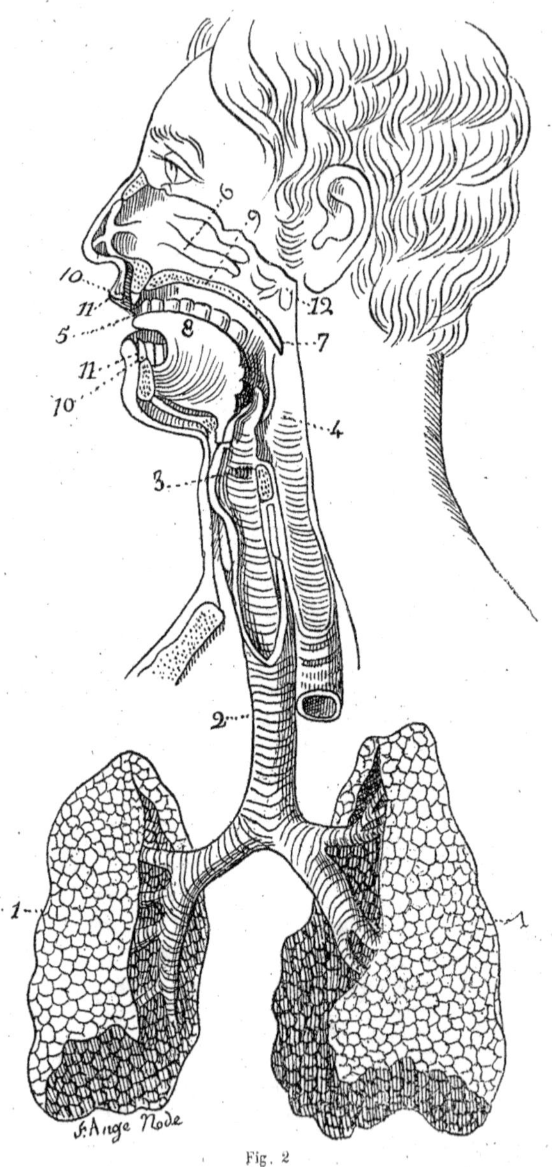

Fig. 2

APPAREIL VOCAL DE L'HOMME. — Fig. 2

Texte explicatif de la Figure 2

L'appareil vocal de l'homme est un tuyau d'orgue, mais un tuyau capable :
1o De produire une série nombreuse de sons ;
2o D'en augmenter ou diminuer l'intensité ;
3o De les modifier ou articuler.

1. *Poumons*, faisant fonction de soufflet.
2. *Trachée-artère*, ou tuyau porte-vent.
3. *Larynx*, organe phonateur ou producteur de la voix.

4. *Pharynx,*
5. *Bouche,*
6. *Fosses nasales,*

Formant le tube vocal ou porte-voix. Par les seuls changements de longueur et d'ouverture de ce tube, le même son laryngien devient *a, e, é, è, i, o, u, ou, …*

7. *Voile du palais,*
8. *Langue,*
9. *Palais ou voûte palatine,*
10. *Dents,*
11. *Lèvres,*

Organes annexes du tuyau vocal, qui divisent, gênent, arrêtent la colonne aérienne rendue sonore par le larynx, et produisent ainsi les modifications ou articulations des sons.

Nota. — La bouche, les fosses nasales et les organes annexes, composent *le clavier* de l'orgue humain ; et les dispositions diverses de ces organes forment les *touches* de ce clavier.

12. *Origine de la trompe d'Eustache.*
13. *OEsophage.*

Cet appareil se compose de plusieurs organes dont chacun a ses fonctions distinctes ; ce sont :

Les poumons,
La trachée-artère,
Le larynx,

Le tuyau vocal, comprenant toutes les parties qui surmontent le larynx, savoir :

Le pharynx,
Les fosses nasales,
Le voile du palais,

Et *la bouche,* qui se compose à son tour :

De la langue,
Du palais,
Des dents,
Des lèvres et des joues.

Cet appareil, qui reflète au dehors la vie de l'intelligence, a pour organe spécial et essentiel de phonation le larynx ; les autres parties sont des instruments auxiliaires qui remplissent à la fois des fonctions phonétiques et des fonctions de la vie organique.

Décrivons maintenant, aussi rapidement et aussi utilement que possible, les divers organes de l'appareil vocal et leurs annexes, ainsi que leurs fonctions.

LES POUMONS

Les poumons, qui, dans la vie organique, sont le siége de la respiration, remplissent, dans la fonction générale de la phonation, le rôle de *soufflet.*

Ce sont des organes volumineux, élastiques, formés par une infinité de cellules qui sont la terminaison en cul-de-sac des ramifications bronchiques. Ces cellules se remplissent et se vident d'air par un mouvement alternatif de dilatation et de contraction des poumons.

Par le mouvement de dilatation ou d'*inspiration,* l'air extérieur se précipite dans les poumons à travers la bouche, les fosses nasales, le pharynx, le larynx et la trachée-artère.

Par le mouvement de contraction ou d'*expiration,* le fluide est expulsé de l'organe en suivant la même route en sens inverse.

Dans l'état ordinaire, ce double mouvement se fait avec rhythme ou mesure ; on compte en moyenne, chez l'adulte, 18 doubles mouvements respiratoires par minute, c'est-à-dire 18 inspirations et 18 expirations, ce qui fait un peu plus de trois secondes pour les deux mouvements.

Le second mouvement, ou l'expiration, est un peu plus long que le premier, car l'expiration est suivie d'un léger repos.

Cette durée des mouvements respiratoires en marque donc le rhythme normal.

Mais, dans des circonstances particulières, telles qu'après une grande fatigue, une course longue et rapide, une vive émotion morale, ce mouvement s'accélère, devient désordonné, au point même, dans des cas extraordinaires, de ne pas permettre l'entrée de l'air dans les poumons, et d'amener ainsi la mort par suffocation ; — or, la voix se produisant par les mouvements respiratoires, on comprend combien ses qualités doivent être altérées par le trouble de ces mouvements.

Il importe donc, au point de vue du rhythme, de la netteté et de la pureté de la voix, de bien régler les mouvements de la respiration.

La quantité d'air expulsé à chaque expiration est en moyenne d'un demi-litre ; mais, après une inspiration profonde, cette quantité peut s'élever à deux, trois et même quatre litres. On comprend donc, outre la richesse de vitalité qu'elle apporte aux organes, combien l'habitude d'une respiration profonde est favorable à l'exercice de la phonation.

Organes annexes des Poumons

1° ORGANES PROTECTEURS. (Fig. 3)

Les poumons sont renfermés dans une sorte de cage protectrice appelée *poitrine* ou *thorax*, qu'ils remplissent complètement avec le cœur.

Les parois de cette cage sont formées, en arrière, par la colonne vertébrale, dans la partie correspondante à la région du dos ; en avant, par un os plat et large, appelé *sternum*, formé de quatre pièces soudées ensemble, et qui s'étend de la base du cou jusqu'au creux de l'estomac ; latéralement, la poitrine est formée par les côtes, os longs, plats et courbes, au nombre de douze, qui s'unissent en arrière, par des articulations mobiles, aux douze vertèbres de la région dorsale ; et en avant, avec le sternum, qu'elles soutiennent comme une sorte de bouclier.

Inférieurement, la poitrine est fermée par un large voile voûté qui la sépare de l'abdomen, et qu'on nomme *muscle diaphragme*.

Les articulations des côtes avec la colonne vertébrale sont un peu plus hautes que les articulations avec le sternum ; et, comme ces articulations sont mobiles, elles permettent aux côtes un double mouvement d'élévation et d'abaissement qui agrandit la poitrine ou en diminue la capacité.

Les poumons distendus par l'air, fluide éminemment expansible, remplissent exactement le thorax et s'appliquent contre les côtes, dont les intervalles sont fermés par les muscles intercostaux. On comprendra, dès lors, que les pou-

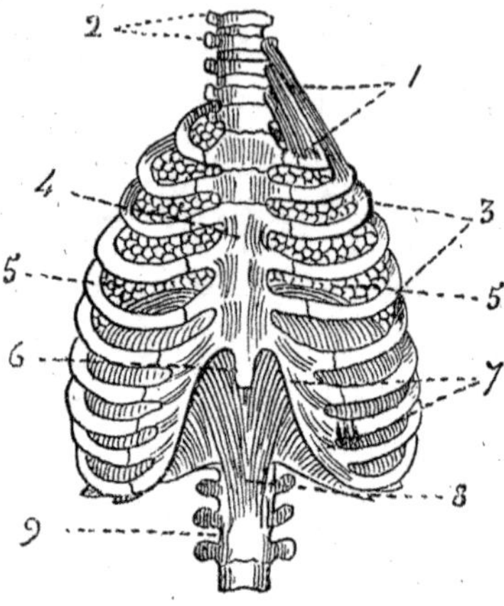

THORAX. Fig. 3

1...1 Muscles scalènes; 2...2 Apophyses transverses des vertèbres cervicales; 3...3. Côtes; 4. Sternum; 5. Poumons; 6. Appendice cartilagineux du sternum ; 7. Cartilages des basses côtes; 8. Piliers du diaphragme ; 9. Colonne vertébrale, région lombaire ; 10. Voûte du diaphragme apparaissant sous les côtes inférieures, au-dessous des poumons, qui s'appuyent sur elle.

mons suivent rigoureusement les côtes et le sternum dans tous leurs mouvements d'élévation et d'abaissement, favorisent l'entrée et la sortie de l'air, et rendent ainsi possible et facile la double fonction de respiration et de phonation.

2° ORGANES MOTEURS

Les côtes et le sternum sont inertes par eux-mêmes, mais des organes moteurs viennent agir sur eux : ce sont les *muscles inspirateurs* et les *muscles expirateurs*, qui remplissent absolument, à leur égard, le rôle de la main qui, posée sur le panneau supérieur d'un soufflet, le soulève et l'abaisse alternativement, et détermine de la sorte le double mouvement de l'entrée et de la projection de l'air.

Nous décrirons succinctement les principaux de ces muscles, afin de déduire, de la connaissance de leurs fonctions, les attitudes et les exercices propres à favoriser la respiration et l'émission de la voix.

La description de chaque muscle fera connaître : 1° les attaches de ce muscle; 2° sa fonction ; 3° les attitudes qui favorisent ou contrarient cette fonction.

Définissons les muscles. D'une manière générale, les muscles sont des organes composés de fibres molles, parallèles entre elles, qui jouissent de la remarquable propriété de se raccourcir et de se rallonger sous l'influence d'une cause, telle que la volonté, l'instinct, l'électricité, et de mettre ainsi en mouvement les leviers osseux ou autres organes sur lesquels leurs extrémités sont fixées. C'est ainsi que, sous l'influence de la volonté, nous soulevons nos bras, nous tournons le globe de l'œil, nous nous transportons d'un lieu à un autre, etc. Les muscles sont de véritables cordes sans torsion, variables de forme. Dans un grand nombre de cas, les deux attaches du muscle peuvent devenir alternativement fixes, et c'est l'autre extrémité qui est alors mise en mouvement par la contraction de l'organe.

Les muscles sont ce que vulgairement on désigne sous le nom de *chair*, de *maigre*.

MUSCLES INSPIRATEURS (Voir fig. 3, 4 et 5)

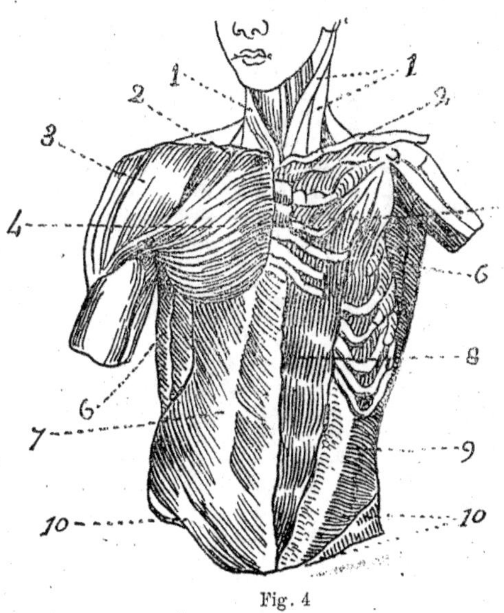

Fig. 4

1...1. Muscles sterno-mastoïdiens ; 2...2. Clavicules ; 3. Muscle deltoïde ; 4. Muscle grand pectoral ; 5. Muscle petit pectoral ; 6...6 Muscle grand dorsal ; 7. Muscle grand oblique ; 8. Muscle grand droit ; 9. Muscle petit oblique ; 10... 10. Crête des os iliaques.

Les principaux muscles inspirateurs sont :

1. Le grand pectoral ;
2. Le petit pectoral ;
3. Le sterno - mas - toïdien ;
4. Les scalènes ;
5. Le grand dorsal ;
6. Le diaphragme ;
7. Le deltoïde ;
8. Le trapèze.

Ces deux derniers sont des inspirateurs indirects.

Tous ces muscles sont pairs, sauf le diaphragme, qui est impair.

Une observation générale, qui doit faire comprendre le résultat de l'action musculaire, c'est que plus les attaches antagonistes d'un muscle sont éloignées, plus le déplacement du point non fixé, ou le moins résistant, est considérable.

Grand pectoral

Attaches. — D'une part, à la moitié interne et antérieure de la clavicule, au sternum dans toute l'étendue de sa face antérieure, aux cartilages des six premières côtes ; d'autre part, à la coulisse bicipitale de l'humérus, c'est-à-dire vers le tiers supérieur de cet os.

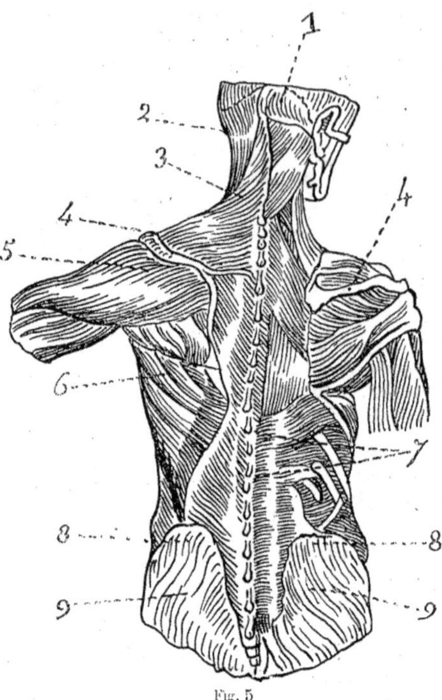

Fig. 5

1. Os occipital ; 2. Apophyse mastoïde ; 3. Muscle trapèze ;
4... 4. Épine de l'omoplate, 5. Muscle deltoïde ; 6. Muscle
grand dorsal ; 7. Apophyses épineuses de la colonne vertébrale ;
8... 8. Crêtes des os iliaques ; 9... 9. Os iliaques.

Fonctions. — Lorsque les bras sont pendants, l'insertion humérale étant peu élevée, les fibres inférieures peuvent seules concourir à l'élévation des côtes ; mais lorsque le bras est élevé, comme dans l'action de grimper, etc., ce muscle devient inspirateur par toutes ses fibres.

Les exercices qui favorisent l'inspiration sont les mouvements d'élévation des bras ; les exercices gymnastiques au trapèze, aux cordes lisses et à nœuds, aux perches oscillantes, à l'échelle orthopédique, à l'échelle horizontale, à la barre de suspension, aux anneaux.

Petit pectoral

Attaches. — En haut à l'apophyse coracoïde ou saillie inférieure et antérieure de l'omoplate ; en bas, aux 3e, 4e et 5e côtes.

Fonctions. — Lorsque l'épaule est fixe, il agit sur les côtes par toutes ses fibres, et est ainsi plus efficacement inspirateur que le grand pectoral. Les attitudes et tous les exercices qui déterminent l'élévation de l'épaule favorisent son action inspiratrice.

Mêmes exercices gymnastiques que pour le grand pectoral.

Sterno-mastoïdien

Attaches. — En haut, à l'apophyse mastoïde du temporal (grosse tubérosité du crâne en arrière de l'oreille) ; — en bas, à la partie supérieure du sternum et à la partie interne de la clavicule.

Fonctions. — Si l'attache sternale est fixe, il abaisse la tête ; si, au contraire, c'est l'attache mastoïdienne ou supérieure, il élève le sternum et la clavicule et devient inspirateur. Son plus grand effet, comme inspirateur, aura donc lieu quand la tête sera droite ; son effet sera au contraire faible et même nul, si la tête est inclinée sur l'épaule ou sur la poitrine.

En ce cas aussi la voix sera faible.

Scalènes (Voir fig. 3)

Ces muscles sont au nombre de deux de chaque côté du cou.

Attaches. — En haut, aux apophyses transverses des vertèbres cervicales ; en bas à la 1ʳᵉ et à la 2ᵃ côte.

Fonctions. — Fléchisseurs de la tête quand les côtes sont fixes ; — élévateurs des côtes, au contraire, et par conséquent inspirateurs quand l'attache supérieure devient fixe.

Leur plus grand effet comme inspirateurs aura donc lieu, comme pour les précédents, lorsque le cou sera droit et fixe.

Ces muscles et les sterno-mastoïdiens ont une action puissante pour l'inspiration et la production de la voix.

Diaphragme (Voir fig. 3)

Ce muscle sépare la poitrine de l'abdomen ; il a la forme d'une demi-sphère, la convexité tournée vers la poitrine ; la concavité regardant l'abdomen.

Attaches. — En bas, aux trois premières vertèbres lombaires par deux faisceaux tendineux et charnus qui portent le nom de *piliers du diaphragme*. De là il s'élève, se déploie en éventail hémisphérique, et s'insère en haut, à la face postérieure du sternum et des cartilages des six dernières côtes.

Fonctions. — Quand ce muscle se contracte, il tend à effacer son dôme, à devenir plan : il agit donc sur ses attaches à la manière de la voûte d'un pont sur ses culées ; et comme la colonne vertébrale offre une grande résistance, elle cède très-peu, et tout l'effort du diaphragme se porte sur les côtes, sur le sternum et les viscères abdominaux qui sont refoulés en bas en soulevant les parois abdominales.

Le thorax s'agrandit ainsi dans tous les sens : de haut en bas, en travers et d'arrière en avant.

Ce muscle est donc essentiellement inspirateur ; d'ailleurs, à son action, s'ajoute celle des autres muscles élévateurs des côtes.

Lorsque le muscle se relâche, les mouvements inverses se produisent, la voussure se reforme en haut, et l'air est expulsé des poumons comprimés.

Attitudes qui favorisent ou contrarient l'action inspiratrice du diaphragme :

La station verticale est celle qui favorise au plus haut degré l'action du diaphragme, parce qu'elle éloigne le plus les points d'attache du muscle, — et permet le plus grand refoulement des viscères abdominaux.

La station assise, est moins favorable, parce qu'elle permet moins le refoulement des organes abdominaux.

La respiration abondante, qui donne plus de vie au corps, semble stimuler aussi la vie de l'esprit : l'homme qui parle debout a plus de facilité et d'entrain que l'homme qui parle assis. La flexion du tronc en avant contrarie cette action en rapprochant les lignes d'insertion du diaphragme.

La réplétion de l'estomac nuit à l'inspiration en s'opposant à l'abaissement du diaphragme ; il en est de même dans la flexion des cuisses sur le tronc dans la station assise.

Les bras croisés sur la poitrine, les mains réunies derrière le dos, nuisent à l'inspiration en s'opposant aux mouvements d'élévation des côtes, etc.

Il est bien évident que toutes ces attitudes, qui favorisent ou contrarient la respiration, produisent des effets identiques sur la phonation : parole et chant.

Grand dorsal

Attaches: 1° aux apophyses épineuses de la colonne vertébrale, depuis la 7ᵉ dorsale jusqu'au sacrum, et aux deux tiers postérieurs de la crête iliaque ; — 2° au quatre dernières côtes ; et 3° en haut, à l'humérus, tout près de l'insertion du grand pectoral.

Fonctions. — Dans le mouvement d'élévation des bras, le grand dorsal entraîne les quatre dernières côtes, agrandit le thorax et devient *inspirateur* ; — quand lui-même ramène le bras en bas, il cesse cette fonction, et par la traction de ses fibres vertébrales et iliaques il devient *expirateur*.

Dans l'action de grimper, ce muscle est inspirateur en même temps qu'élévateur du tronc. Les exercices gymnastiques qui le mettent en action sont les exercices à l'échelle, à la perche oscillante, aux cordes lisses et à nœuds, au trapèze, aux anneaux, etc.

Le deltoïde, élévateur du bras, qui porte plus haut l'insertion humérale du grand pectoral et du grand dorsal ;

Le trapèze, extenseur de la tête, qui favorise ainsi l'action du sterno-mastoïdien et des scalènes, sont des inspirateurs *indirects*.

Deltoïde

Attaches. — En haut, à l'épine de l'omoplate dans toute sa longueur et au tiers externe de la clavicule.

En bas, à une empreinte rugueuse de l'humérus placée entre le tiers supérieur et le tiers médian de cet os.

Fonctions. — Elévateur et abducteur du bras ; il favorise donc l'inspiration au plus haut degré dans les exercices gymnastiques déjà décrits.

Trapèze

Il est situé à la partie postérieure de la tête et du cou, et supérieure du dos.

Attaches. — En haut, à la partie inférieure de l'occipital ; en dedans, au ligament cervical postérieur, aux deux dernières vertèbres cervicales et aux dix premières dorsales ; — en dehors, au tiers interne de la clavicule et à l'épine de l'omoplate dans toute son étendue.

Fonctions. — Elles sont multiples suivant les points d'attache qui deviennent fixes : 1° il porte l'épaule en haut ou en bas et en dedans ; 2° il imprime à la tête un triple mouvement d'inclinaison latérale, d'extension sur le cou et de rotation sur le côté opposé.

Quand les deux muscles agissent à la fois sur la tête, ils la fixent sur le cou, la face un peu tournée en haut et en avant.

Ils favorisent alors au plus haut degré l'action des sterno-mastoïdiens et des scalènes, et sont par conséquent inspirateurs et phonateurs.

MUSCLES EXPIRATEURS (Voir fig. 4 et 5)

Les principaux muscles qui remplissent cette fonction sont les muscles abdominaux :

Grand oblique,
Petit oblique,
Transverse,
Grand droit,

qui, d'une part, s'insèrent à la crête de l'os iliaque, et d'autre part aux sept dernières côtes et au sternum. Ces muscles déterminent par leur contraction l'abaissement du thorax et le refoulement des viscères abdominaux vers le diaphragme dont la convexité remonte ainsi vers la poitrine et en diminue la capacité (1).

La station debout, en éloignant autant que possible leurs attaches antagonistes, favorise leurs fonctions ; tandis que la station assise, la flexion du tronc en avant, la contrarient. L'extension du tronc en arrière favorise l'expiration.

Ces diverses stations ont des effets identiques sur la phonation, c'est à-dire qu'ils la favorisent en donnant plus de tension à l'air expiré, ou la contrarient en diminuant cette tension.

(1) Nous avons dit que le *grand dorsal* est inspirateur quand les bras sont portés en haut et expirateur dans le mouvement contraire.

Voilà l'ensemble des organes actifs de la respiration. Les muscles inspirateurs et les muscles expirateurs sont comme les *pédales* du soufflet humain : les uns élevant, les autres abaissant les parois thoraciques, appellent tour à tour l'air dans la poitrine et l'expulsent pour la double fonction de la respiration et de la phonation.

Dans l'état ordinaire, ces mouvements s'accomplissent avec une alternative harmonieuse : les muscles élévateurs agissent tous à la fois, rentrent peu à peu au repos, et cèdent l'action aux abaisseurs, qui à leur tour la cèdent aux premiers. Mais il y a quelquefois du trouble dans cette œuvre : les muscles enchevêtrent leur travail, au grand détriment des fonctions respiratoires et vocales, comme cela arrive fréquemment pour les bègues. Chez les sourds-muets, l'harmonie peut ne pas manquer; mais il y a peu d'énergie dans les fonctions, par suite de l'absence de la voix. La voix exige, en effet, pour être produite, un effort musculaire qui donne à l'air une tension capable de faire vibrer les cordes vocales. Il y a lieu alors de porter le concert là où le désordre s'est introduit et la vigueur où se trouve la faiblesse.

Le premier soin, c'est de placer le sujet dans l'attitude la plus favorable, qui est la station debout ; de le placer devant soi et de lui faire exécuter avec rhythme, en lui donnant l'exemple, les mouvements respiratoires.

On commence par la respiration diaphragmatique, c'est-à-dire celle où le diaphragme joue le rôle principal. On fait produire de profondes inspirations abdominales, et puis on ramène peu à peu le diaphragme en haut par l'action inverse des muscles de l'abdomen. Pour exciter et régulariser cette fonction, on invite le sujet à mettre en mouvement par son souffle, des objets placés sur une table, légers d'abord, puis de plus en plus lourds.

Lorsque des résultats satisfaisants ont été obtenus, on fait exécuter des mouvements plus énergiques par l'ensemble des muscles, en vue de les assouplir et de leur faire prendre des habitudes normales par une forte discipline.

Faisant fonctionner les deltoïdes, on portera les bras en haut, relevant ainsi les insertions humérales des pectoraux et du grand dorsal. On veillera à ce que la contraction du diaphragme s'exécute en même temps que celle des deltoïdes ; la poitrine sera ainsi très-développée. Puis, par la contraction du grand dorsal, on ramènera vivement les bras en bas, et même en arrière, en faisant coïncider la contraction des muscles abdominaux avec celle du grand dorsal.

Les exercices gymnastiques aux agrès et les mouvements élémentaires dits *de l'école du soldat* viendront en aide à ces exercices spéciaux de respiration.

Ces exercices, appelant d'ailleurs dans la poitrine une grande quantité d'air, favorisent l'hématose, et ont ainsi, outre le résultat immédiat qu'on se propose, une heureuse influence sur la santé.

A ne considérer même que ce dernier point de vue, il y aurait un avantage incontestable à soumettre les enfants des écoles, des salles d'asile et des écoles de chant, à ces exercices de gymnastique respiratoire.

CHAPITRE II

Trachée-artère

La trachée-artère est un tube formé d'une série d'anneaux cartilagineux, essentiellement élastiques et toujours béants. C'est le canal qui porte l'air aux poumons pendant les mouvements d'inspiration, et qui le rejette au dehors par les mouvements d'expiration de la poitrine.

Dans la production de la voix, il joue le rôle de tuyau *porte-vent*.

Comme dans le tuyau porte-vent de l'orgue, l'air contenu dans la trachée-artère et ses ramifications bronchiques résonne par les vibrations du larynx et augmente l'éclat des sons.

Larynx

Le larynx est l'organe phonateur proprement dit. C'est un tube court situé à la partie supérieure de la trachée-artère, et, comme celle-ci, alternativement traversé par l'air qui, par la bouche et les fosses nasales, se rend aux poumons ou en revient. Il est formé de quatre pièces cartilagineuses, dont la principale, le cartilage thyroïde (en forme de bouclier), fait à la partie supérieure et antérieure du cou une saillie vulgairement désignée sous le nom de *pomme d'Adam*.

Au-dessous du thyroïde, entre ce cartilage et l'anneau supérieur de la trachée-artère, se trouve le cartilage cricoïde (en forme d'anneau); sur les côtés et en arrière du thyroïde se trouvent les deux aryténoïdes (en forme d'entonnoir). Ces cartilages, réunis par des ligaments, sont mobiles les uns sur les autres, et leurs mouvements, déterminés par de petits muscles qui se portent de l'un à l'autre, ont pour effet de tendre ou de relâcher les cordes dont nous allons parler tout à l'heure, et dont plusieurs de ces muscles font même partie.

Les parois du larynx, comme celles de la trachée-artère, sont tapissées intérieurement par une membrane muqueuse.

Les parois du larynx présentent à leur partie interne, en haut et en bas, deux paires de replis dirigés d'avant en arrière, et appelés *cordes vocales*, bien que, adhérant au pourtour du canal, ces replis n'aient pas d'analogie avec l'objet dont on leur a imposé le nom.

La portion des parois du larynx correspondant à l'espace qui sépare les cordes vocales supérieures des inférieures est profondément évasée sur tout son pourtour, circonstance qui a fait désigner cet espace sous le nom de *ventricule du larynx*.

L'espace circonscrit par chaque paire de cordes vocales a une forme allongée, elliptique, dirigée d'avant en arrière, qui figure assez bien celle d'une boutonnière dont les cordes seraient les lèvres.

Chacune de ces fentes a reçu le nom de *glotte*. Toutefois, ce nom est généralement réservé à l'ouverture circonscrite par les cordes vocales inférieures.

Celles-ci font beaucoup plus de saillie et ont beaucoup plus d'importance que les cordes vocales supérieures. Elles sont formées de fibres musculaires et de fibres résistantes, élastiques, occupant leur bord libre, le tout recouvert par la membrane muqueuse du larynx.

La structure anatomique de ces cordes montre qu'elles sont non-seulement élastiques, mais contractiles par elles-mêmes, c'est-à-dire que, sous l'influence de l'instinct ou de la volonté, elles peuvent tout à la fois se tendre, se gonfler et se modifier dans leur état moléculaire, propriétés qui, en changeant leur tension, leur longueur, leur diamètre et leur densité, doivent imprimer des modifications importantes aux sons qu'elles produisent, comme tout corps solide mis en vibration.

Ces cordes vocales sont, en effet, l'organe de la voix et représentent une sorte d'anche. Mises en vibration par l'air qui traverse la glotte, elles produisent des sons purs, auxquels le ventricule et le tuyau susjacent impriment des modifications diverses de timbre, de hauteur et d'articulation. Et, comme les dimensions et la consistance des cordes vocales varient suivant l'âge et le sexe, on s'explique facilement les différences de timbre et de hauteur que présentent les voix d'homme adulte, de femme, d'enfant et de vieillard.

La glotte de l'homme adulte a en moyenne 25 millim. de longueur; celle de la femme, environ 20 millimètres. Sa largeur est de 5 à 7 millimètres.

La voix se produit surtout pendant les mouvements d'expiration et sous l'influence de la volonté, qui contracte les lèvres de la glotte et qui donne à l'air une plus grande tension ou force impulsive, par la pression des parois de la poitrine, résultat de l'action des muscles expirateurs.

L'air qui arrive des poumons à la glotte au moment de la parole, et surtout au moment du chant, a une tension supérieure à celle de l'expiration ordinaire ; la parole et le chant sont toujours, en effet, accompagnés d'un effort (1).

Comme dans tout instrument à cordes ou à anche, la tension des cordes vocales élève la hauteur des sons et peut leur faire parcourir divers degrés de l'échelle musicale ; la force impulsive de l'air expiré en élève aussi la hauteur et

______

(1) La tension de l'air expiré pendant la parole est équivalente à une colonne de mercure de 2 à 3 centimètres. Cette tension s'élève à 6 ou 7 centimètres dans les efforts du chant ; elle peut s'élever à 20 centimètres dans les cris violents, ou au moment de l'expectoration et de l'éternûment. (Béclard, *Physiologie*.

en augmente l'intensité, comme cela se produit dans les tuyaux sonores dont l'air est mis en vibration par des anches ou des languettes (1).

Nous n'avons pas de conseil spécial à donner pour faire obtenir la tension des cordes vocales, parce que l'homme ne peut pas exercer d'action particulière sur chacun des muscles tenseurs de son larynx ; voilà pourquoi nous n'avons pas donné la description de ces muscles. Il suffit de vouloir, de faire effort dans la région du larynx, pour que la tension se produise d'elle-même : — l'oreille attentive et directrice indique à l'orateur, et au chanteur surtout, la limite dans laquelle il doit contenir l'effort.

Mais la tension des cordes vocales n'est pas l'unique cause de la hauteur des sons : le tube vocal qui surmonte le larynx y contribue pour une part importante aussi, part que nous indiquerons dans la description de cet organe.

Nous avons une action plus directe sur la hauteur des sons déterminée par la tension de l'air expiré ; nous pouvons volontairement agir sur les muscles abdominaux : ne voit-on pas quelquefois l'homme qui crie ou qui chante, appuyer instinctivement les mains sur les parois abdominales ou porter le tronc en arrière ? Toutefois, nous ne pouvons conseiller ces contorsions. Le chanteur doit sans doute chercher à obtenir l'effet qu'il désire, suivant les indications que nous avons données plus haut, mais en conservant toujours une attitude digne et gracieuse.

La glotte supérieure, dont les cordes sont beaucoup moins saillantes que celles de la glotte inférieure, ne semble pas, pour cette raison, avoir une action bien sensible sur la production et la hauteur des sons ; en tous cas, ces effets dépendraient de l'effort général produit sur le larynx : l'homme n'a ni la conscience ni le pouvoir de faire contracter tel muscle du larynx plutôt que tel autre.

Une destination mieux connue des cordes vocales supérieures, et résultant d'observations directes de quelques physiologistes, c'est d'agir comme réserve de la fonction de l'épiglotte, et d'empêcher les particules alimentaires qui auraient trompé la vigilance de celle-ci de pénétrer dans le larynx et la trachée-artère.

Organes auxiliaires du larynx

MUSCLES ÉLÉVATEURS ET MUSCLES ABAISSEURS

Nous venons de voir que les cordes vocales inférieures peuvent, par l'effet de la volonté, prendre une tension variable qui les dispose à vibrer sous l'action d'un choc ou d'un frottement. Dans ces conditions, la colonne d'air qui arrive des poumons, ébranle les bords de la boutonnière glottique, les fait vibrer,

(1) Les cordes vocales se divisent en ventres de vibration comme les cordes d'un piano, et ont les mêmes harmoniques.

comme vibre la corde d'un violon sous l'action de l'archet, et les vibrations se communiquent à la colonne d'air qui les a déterminées.

Mais le larynx est surmonté d'un tube qui, par ses dimensions, doit avoir une influence sur les hauteurs du son produit à son origine, d'après les lois que nous avons exposées dans l'étude des tuyaux sonores. Si ce tube a des dimensions invariables, la hauteur ne changera qu'avec la tension des cordes vocales et la force impulsive de la colonne aérienne ; mais si le tube varie dans sa longueur ou dans son diamètre, les qualités du son produit par l'*anche* en seront nécessairement affectées.

Or ce tube varie dans ses dimensions : il peut s'allonger et se raccourcir par son extrémité labiale et par son extrémité laryngienne. Examinons donc rapidement, d'abord ce qui se passe à cet égard à l'extrémité laryngienne, afin de déduire de cette étude les actions et les attitudes qui favorisent la production de la voix, et en élèvent ou en abaissent le ton.

Le larynx est suspendu à l'os hyoïde par le muscle thyro-hyoïdien, de façon que l'os et le larynx font comme un seul système qui sera mis en mouvement par les mêmes causes. L'os hyoïde, de son côté, donne attache aux faisceaux inférieurs des muscles rétracteurs de la langue.

L'os hyoïde a la forme d'un fer-à-cheval dont la convexité est tournée en avant, au-dessus de la *pomme d'Adam,* et dont les branches sont dirigées horizontalement en arrière, vers la colonne vertébrale.

L'ensemble du larynx et de l'os hyoïde est soumis à l'action de deux systèmes antagonistes de muscles qui, sous l'influence de l'instinct et de la volonté, élèvent le larynx vers la base de la langue ou l'abaissent vers la poitrine.

1° MUSCLES ÉLÉVATEURS DU LARYNX OU MUSCLES DE LA RÉGION SUS-HYOIDIENNE

Ici l'habile mécanicien dont nous étudions le merveilleux ouvrage fait encore servir les mêmes organes à des fonctions différentes : la phonation et la déglutition. Nous n'avons pas à nous occuper de cette dernière fonction.

Ces muscles, dont les principaux sont : le *génio-hyoïdien*, le *mylo-hyoïdien* et le *digastrique*, par son *ventre antérieur* et sa *poulie de renvoi*, s'insèrent d'une part, en haut, à la partie interne de l'os maxillaire inférieur, depuis le sommet de la courbe, ou symphyse, jusque vers le milieu de la partie latérale du même os ;

D'autre part, en bas, au corps de l'os hyoïde.

Usages. — Quand la mâchoire inférieure est fixe, ils élèvent l'os hyoïde et le larynx; lorsque c'est, au contraire, l'os hyoïde qui est fixé par les muscles de la région sous-hyoïdienne, ils sont abaisseurs de la mâchoire inférieure.

L'attitude droite de la tête est donc celle qui convient le mieux à leurs fonctions d'élévateurs ; l'attitude inclinée de la tête les contrarie et nuit à l'émission de la voix : en élevant le larynx, ils raccourcissent le tube vocal et augmentent la hauteur des sons.

2ᵒ Muscles abaisseurs du larynx ou muscles de la région sous-hyoïdienne

(Sterno-hyoïdien, sterno-thyroïdien)

Ces muscles s'insèrent d'une part, en haut, à l'os hyoïde et au larynx; de l'autre, en bas, au sternum.

En abaissant le larynx, ils allongent le tube vocal et contribuent à rendre les sons graves.

Pour que ces muscles produisent un effet utile à l'émission de la voix, il faut que le cou soit redressé, c'est-à-dire que leurs insertions extrêmes se trouvent le plus éloignées possible. La tête inclinée sur la poitrine nuit à leur action phonétique.

La double conclusion que nous venons de tirer de l'action des muscles élévateurs et abaisseurs du larynx, au point de vue des attitudes qui favorisent ou contrarient la phonation, est parfaitement conforme à celle que nous avons déjà déduite au même point de vue de l'action des muscles de la respiration : il y a donc harmonie entre les fonctions de ces divers organes.

Au moyen de légères excitations pratiquées avec les doigts, on détermine la contraction des muscles élévateurs et abaisseurs du larynx du sourd-muet, dans le but de rendre les sons plus aigus ou plus graves.

CHAPITRE III

Du Tuyau vocal

Il fait l'office de tuyau de renforcement ou de *porte-voix* et d'organe modificateur des sons produits par le larynx. L'excessive mobilité de ses parois lui permet de faire varier sa longueur et sa largeur et, par suite, d'élever ou d'abaisser le ton de la voix. Ainsi, en se rétrécissant et se raccourcissant, il rend les sons aigus; en se dilatant et s'allongeant, il les rend graves, conformément aux principes d'acoustique énoncés dans la première partie de ce travail, *tuyaux sonores*.

1ᵒ Ouvrir grandement la bouche, c'est abaisser les sons;
2ᵒ En diminuer l'ouverture, c'est élever les sons;

3° Porter les lèvres en avant, c'est abaisser les sons ;
4° Les appliquer contre les arcades dentaires, c'est élever les sons.

Une observation à faire et qui marque l'harmonie des parties du tuyau vocal, au point de vue phonétique, c'est que, les mâchoires s'écartant, le larynx s'abaisse ; les mâchoires se rapprochant, le larynx s'élève.

Les quatre faits physiologiques qui viennent d'être indiqués comme ayant, par leur combinaison, une action si importante sur la hauteur des sons, permettent d'établir deux groupes de sons laryngiens :

1er *groupe :* Sons, du plus aigu au plus grave, produits par l'application des lèvres sur les arcades dentaires, avec agrandissement successif de l'ouverture buccale :

i, é, è, ê, a.

2me *groupe* : Sons, du plus aigu au plus grave, produits par la projection des lèvres, avec variation de l'ouverture buccale :

u, e, ou, o, eu, œu.

I est le plus aigu des sons laryngiens; *eu*, le plus grave (1).

Chaque partie du tuyau vocal : *pharynx, fosses nasales, voile du palais, bouche,* a ses fonctions spéciales. Nous allons les étudier successivement.

Pharynx

Le pharynx ou arrière-bouche est un canal musculeux-membraneux, évasé en forme d'entonnoir à sa partie supérieure qui s'étend jusqu'à la base du crâne ; ce canal sert à la fois de passage à l'air qui va aux poumons et aux aliments qui se rendent à l'estomac.

En bas, il communique en effet avec l'œsophage qui le continue, et avec le larynx, dont il est séparé par l'épiglotte, soupape cartilagineuse en forme de petite feuille d'épinard, qui ferme hermétiquement l'ouverture supérieure du larynx pendant l'acte de la déglutition. Tandis que cette dernière fonction s'accomplit, la partie inférieure de l'œsophage est soulevée par des muscles spéciaux et par les muscles élévateurs du larynx; de telle sorte que le dos de la soupape, buttant contre la base de la langue rétractée, cette soupape s'abaisse sur l'orifice du larynx et empêche les aliments d'y pénétrer.

En haut, le pharynx communique avec les fosses nasales et avec la bouche, dont il est séparé par le voile du palais.

Ce voile, attaché à la partie postérieure de la voûte du palais, qu'il continue

---

(1) Voir au Chap. VI la description particulière des *touches vocales-voyelles.*

un peu, s'abaisse verticalement vers la base de la langue ou se porte horizontalement en arrière vers les parois du pharynx, qui, resserrées circulairement par des muscles constricteurs, s'avancent vers lui, l'embrassent et suppriment ainsi la communication du pharynx avec les fosses nasales.

Si, d'autre part, pendant que le voile du palais est abaissé vers la langue, celle-ci se porte en arrière et, par suite, relève sa base, l'isthme du gosier, ou passage de la bouche au pharynx, se trouve fermé. Ainsi, le voile du palais établit ou supprime alternativement la communication du pharynx avec la bouche et les fosses nasales.

Ce dernier phénomène se produit pendant la déglutition, ce qui empêche les aliments de remonter vers les fosses nasales, à moins qu'ils ne soient poussés par l'air qui vient des poumons dans un mouvement insolite d'expiration.

Ces rapports du pharynx et de la langue avec le voile du palais ont une influence considérable sur le timbre de la voix, en obligeant le courant aérien qui vient des poumons à passer partiellement ou en totalité par l'une ou l'autre branche de la bifurcation du tube vocal, ainsi que nous le dirons plus loin.

Ces relations contribuent aussi à la formation des articulations dites *gutturales, c, k, g.*

Le pharynx rend la voix pleine et sonore. Les altérations profondes qu'il lui fait subir pendant les inflammations dont il est parfois atteint, révèlent l'importance de son rôle phonateur.

Les inflammations des parois de ce tube, comme celles du larynx, amènent l'extinction de la voix; car ces parois tuméfiées cessent de vibrer et de réfléchir le son, de même que les murs d'une salle recouverts de tentures.

Voile du Palais

Le voile du palais est une espèce de cloison musculo-membraneuse de forme quadrilatère, suspendue entre la bouche et le pharynx. Par son bord supérieur, il est fixé à la partie postérieure de la voûte palatine, qu'il continue un peu. Son bord inférieur, libre et flottant, descend vers la base de la langue, et présente à sa partie médiane un appendice ou prolongement appelé *luette*, qui semble établir deux ouvertures dans l'isthme du gosier.

Ses bords latéraux se prolongent inférieurement de chaque côté en deux faisceaux musculaires qui se confondent ensuite avec les parois du pharynx.

Ces faisceaux, réunis à leur origine, se séparent en descendant le long du pharynx, et comprennent dans leur écartement angulaire les glandes amygdales. Ces faisceaux, nommés *piliers du voile du palais*, se distinguent en *antérieurs* et *postérieurs*.

A cause de ces dispositions musculaires, le voile du palais jouit de la faculté de se porter horizontalement en arrière vers les parois du pharynx ou de s'appliquer contre la base de la langue un peu relevée, et d'intercepter les communications du pharynx, tantôt avec la bouche, tantôt avec les fosses nasales, et de diriger ainsi le courant aérien, aphone ou sonore, vers l'une ou l'autre de ces cavités.

Grâce à cette faculté, le voile du palais joue un rôle important dans les trois fonctions de succion, de déglutition et de phonation.

A ce dernier point de vue, il contribue à produire les articulations gutturales *c*, *k*, *g*. Il peut aussi vibrer au milieu du courant aérien, qui du pharynx passe dans la bouche, et donner lieu à un bruit de roulement qui est le *r guttural;* c'est ce *r* guttural qui produit le *grasseyement,* articulation considérée comme un vice de prononciation.

Par ses divers degrés d'inclinaison, le voile du palais fait varier la grandeur de l'isthme du gosier, et participe à la hauteur des sons et à leur nasalité plus ou moins sensible.

Fosses nasales

Ce sont des cavités très-sinueuses situées au-dessus de la bouche, dont elles sont séparées par la voûte palatine, communiquant en arrière avec le pharynx, et en avant avec l'air extérieur par les deux ouvertures du nez.

Elles sont séparées l'une de l'autre par une cloisòn osseuse en arrière, le *vomer,* et cartilagineuse en avant.

Leurs parois sont formées de plusieurs pièces osseuses, minces, susceptibles de vibrer, et dont les principales sont : la partie inférieure et la partie interne des maxillaires supérieurs, les os palatins, les cornets, etc.; en avant, les parrois sont formées par les cartilages du nez.

Ces cavités constituent la partie supérieure du canal qui amène l'air aux poumons; elles sont toujours béantes, parce que leurs parois sont formées de pièces osseuses rigides et de lames cartilagineuses élastiques.

Elles sont le siége du sens olfactif; et l'air qui circule sans cesse dans leurs méandres dépose sur leur muqueuse les poussières odorantes dont il est chargé.

Elles contribuent aussi à la phonation. L'air expiré qui s'y engouffre acquiert un retentissement qui donne de la plénitude à la voix et produit les voyelles nasales.

Mais si elles sont momentanément obstruées, comme dans le coryza, ou closes à leur orifice extérieur par l'effet d'un pincement, ce retentissement s'exagère et prend un timbre désagréable, le timbre nasillard.

C'est même le défaut qui accompagne souvent les sons émis par les sourds-muets.

A cause de l'absence de la parole, leur bouche est en effet habituellement close, et les muscles élévateurs de la mâchoire inférieure sont rendus rigides par une sorte de spasme continuel ; ce qui fait que les fosses nasales sont presque l'unique voie aérienne de la respiration.

Dès lors, la bouche ne s'ouvre pas suffisamment pendant les exercices de phonation, et l'air s'écoule surtout par le nez.

Pour corriger ce défaut, il convient d'assouplir, par un massage pratiqué avec les doigts, les muscles élévateurs et abaisseurs de la mâchoire inférieure, et de soumettre ce dernier organe à la gymnastique, dont il est parlé un peu plus loin ; puis d'abaisser la base de la langue avec les doigts ou une spatule, afin d'agrandir l'isthme du gosier, et enfin de presser les ailes du nez entre le pouce et l'index pour forcer l'air à passer entièrement par la bouche.

Bouche

La bouche est une cavité de forme ovoïde, limitée en avant par les lèvres, en arrière par le voile du palais, en haut par le palais, en bas par la mâchoire inférieure, dont les deux branches sont réunies par un plan musculeux qui en forme le *plancher*, et latéralement par les joues.

Elle renferme la langue et les dents.

La cavité, dans son ensemble, a une grande part à la phonation par le retentissement que la colonne aérienne, aphone ou sonore, y produit, retentissement dont les caractères acoustiques varient suivant le degré d'ouverture, la longueur et la forme de la cavité. Ce sont ces retentissements qui produisent les timbres divers qu'on désigne sous le nom de *voyelles*.

Chaque partie de la bouche, seule ou par ses rapports avec les autres, agit ensuite sur les sons et produit les modifications connues sous le nom d'*articulations*.

Nous devons faire connaître les fonctions de chacune de ces parties.

Mâchoires. — Ce sont des os courbes en forme de fer-à-cheval, dont l'ouverture est tournée en arrière ; elles présentent dans leur épaisseur des trous nommés alvéoles, où les dents sont implantées.

Les mâchoires se distinguent en mâchoire supérieure, qui est immobile, — et en mâchoire inférieure, qui est mobile, et dont les mouvements, qui s'exécutent de haut en bas et de bas en haut, déterminent les degrés d'ouverture de la bouche.

Les deux branches de cette mâchoire se relèvent en arrière presque à angle droit, et par leur extrémité arrondie s'articulent dans une cavité de l'os temporal, près de l'ouverture du conduit auditif externe. C'est le centre de leur mouvement.

Les muscles élévateurs de la mâchoire inférieure sont au nombre de trois (le *temporal*, le *masséter* et le *ptérygoïdien interne*) ; ils sont puissants, car, outre le poids à soulever, ils doivent produire la division, le broyement des substances alimentaires. Les muscles abaisseurs, qui sont plus faibles, ne sont autres que ceux de la région sus-hyoïdienne, que nous avons déjà étudiés sous le nom d'*élévateurs du larynx*.

Indépendamment des mouvements d'élévation et d'abaissement, la mâchoire jouit d'un léger mouvement de latéralité produit par d'autres muscles.

Généralement les articulations de la mâchoire sont très-mobiles et les degrés d'ouverture de la bouche très-faciles à obtenir; mais chez un certain nombre de personnes l'articulation est rude, paresseuse, et l'écartement des mâchoires difficile.

Les personnes qui se trouvent dans ces dernières conditions doivent, au point de vue de la phonation, se livrer à une sorte de *gymnastique maxillaire*, consistant en des mouvements verticaux et latéraux de la mâchoire inférieure, et dans le massage, au moyen des doigts, des muscles élévateurs et abaisseurs de cette mâchoire, afin d'assouplir l'articulation et de diminuer la prédominance des muscles élévateurs.

Ces résultats sont indispensables à l'émission nette et facile des voyelles.

Dents

Les dents sont des corps durs, de nature osseuse, qui sont implantés dans les alvéoles des deux mâchoires, et dont les deux séries constituent les *arcades dentaires*.

Elles sont maintenues dans les alvéoles par les *gencives*.

On distingue trois parties dans chaque dent : la *racine*, qui est implantée dans l'alvéole ; la *couronne*, qui surmonte la gencive ; et le *collet*, qui est une sorte d'étranglement entre la couronne et la racine.

Les dents sont au nombre de 32 chez l'adulte et se divisent en trois espèces, d'après leur forme et leurs fonctions :

Les *incisives*, les *canines* et les *molaires*.

Les incisives sont au nombre de 8 et placées en avant, 4 à la mâchoire supérieure et 4 à la mâchoire inférieure.

Les canines sont au nombre de 4, deux à chaque mâchoire, une de chaque côté, à la suite des incisives.

Les molaires viennent après, 5 de chaque côté et à chaque mâchoire.

De toutes les dents, les incisives jouent le rôle le plus important dans l'articulation des sons et produisent, avec le concours de la langue, des articulations dites *dentales muettes, t, d ; dentales sifflantes, s, z*, etc. De plus, elles fournissent un point d'appui à la langue, lorsque cet organe se porte en arrière pour fermer l'isthme du gosier et produire les *gutturales*.

Nous avons déjà vu que les degrés d'écartement des arcades dentaires ont une grande action sur l'émission des voyelles. (Voir chap. II *tuyau vocal*, et chap. VI).

Lèvres et Joues

Les lèvres forment les bords de l'orifice buccal ; elles sont spécialement formées par un muscle constricteur de cet orifice, l'*orbiculaire des lèvres*, et par des muscles dilatateurs du même orifice, qui de divers points de la face viennent converger comme des rayons sur le pourtour de l'orifice buccal, où ils s'insèrent. Ces divers muscles dilatateurs, avec le masséter, élévateur de la mâchoire inférieure, constituent les joues.

On comprend, par cette structure anatomique, que ces muscles donnent à l'orifice buccal les formes les plus diverses, et à la physionomie les expressions les plus variées, suivant qu'ils agissent isolément ou de concert.

Grâce à ces actions séparées ou concourantes, les lèvres s'appliquent contre les arcades dentaires ou se portent en avant, et diminuent ou augmentent ainsi la longueur du tube vocal ; elles en élargissent ou en rétrécissent l'ouverture, et concourent, par conséquent, à la gravité et à l'acuité des sons. Elles contribuent aussi à les articuler. Ainsi, en arrêtant la colonne aérienne, elles produisent les *labiales muettes p, b,* et la *murmurante nasale m ;* en laissant ce même fluide s'écouler par un étroit orifice, elles donnent naissance aux *labiales sifflantes, f, v,* etc ; elles peuvent aussi se transformer en une sorte d'anche ou glotte labiale, capable de donner naissance à toutes les notes de l'échelle musicale sans le secours du larynx. Telle est la cause de l'action de siffler. Mais ces sons, ne trouvant pas à leur sortie de l'organe producteur un tuyau vocal qui les modifie, ne sont jamais articulés.

Nous avons rencontré des sujets chez lesquels les lèvres minces et toujours appliquées contre les arcades dentaires semblaient frappées de paralysie, et ne pouvaient se prêter à la phonation ni à l'articulation.

Pour donner de la vitalité à ces organes, nous les avons soumis à une sorte de massage par des tractions en avant et sur les côtés, au moyen des doigts ; puis nous avons exercé les sujets à mettre divers objets en mouvement par la force de leur souffle.

Un massage analogue doit être exercé sur les joues, quand elles présentent de la roideur musculaire.

Langue

La langue est un organe formé par plusieurs faisceaux de muscles dont les points d'attache sont très-divers.

Ainsi, les uns se fixent au sommet ou symphyse de la courbe de la mâchoire inférieure (génio-glosses); d'autres sur les parties latérales des branches du même os (mylo-glosses); d'autres à l'os hyoïde (hyo-glosses).

En outre, dans le corps de l'organe, sur la ligne médiane, existe une lame fibreuse qui se prolonge jusqu'à l'hyoïde, et qui par ses deux faces fournit des points d'attache à un grand nombre de fibres musculaires.

A cause de cette structure, la langue jouit d'une excessive mobilité : elle s'allonge, se raccourcit, se porte contre les joues, se dispose en voûte, se creuse en gouttière, s'applique contre le plancher de la bouche ou contre la voûte du palais, s'appuie contre les dents, pénètre dans l'ouverture des lèvres, vibre avec une grande rapidité.

Ces positions et ces mouvements si divers lui permettent de faire varier les dimensions et la forme du tube vocal, de briser d'une foule de manières la colonne sonore qui vient du larynx et de lui faire subir de nombreuses modifications. Le rôle qu'elle joue dans l'articulation de la voix est si considérable, que le vulgaire la regarde comme l'organe producteur de la parole, et que son nom a été donné à ce mode d'expression de la pensée.

En faisant varier la capacité de la cavité buccale, elle contribue à la hauteur des sons : ainsi, dans la production de l'i, voyelle très-aiguë, elle se bombe et rétrécit le tube vocal ; tandis que dans la formation de l'a, elle s'applique sur le plancher de la bouche et agrandit cette cavité, etc.

Elle concourt à la formation de presque toutes les articulations.

Ainsi, en relevant la pointe de la langue en arrière de la racine des incisives supérieures, on produit ch, j ;

En la relevant de même contre la voûte du palais, sur le corps de la racine des incisives, on produit l ;

En plaçant la pointe contre le collet des incisives supérieures, on produit la nasale n ;

En la mettant dans la même position et lui imprimant un mouvement vibratoire rapide, on produit r ;

En plaçant sa pointe en avant entre les arcades dentaires, on produit les dentales t, d ;

En la faisant affleurer derrière le tranchant des incisives inférieures, on produit s, z ;

En la plaçant contre le collet des incisives inférieures, on produit les nasales gn, ill ;

Enfin, en appuyant la pointe contre les racines des incisives inférieures et relevant la base de manière à former l'isthme du gosier, tandis que le voile du palais ferme le passage du pharynx aux fosses nasales, on produit les gutturales c, k, g (1).

On voit que toutes les articulations sont linguales, sauf les deux espèces de

____

(1) Voir au chapitre VI la description de chaque articulation.

labiales, *p, b, m* et *f, v*, et encore la langue n'est-elle pas absolument étrangère à leur formation.

Un repli triangulaire de la muqueuse buccale s'attache à la face inférieure de la langue, à partir du tiers antérieur, et la fixe au plancher de cette cavité : c'est le *frein* ou *filet* de la langue.

La langue ne jouit pas de la même mobilité chez tous les individus : elle est quelquefois courte, large, épaisse et remplit presque entièrement la cavité buccale. Dans ces conditions, les voyelles et les articulations sont difficiles ; elles manquent de netteté, et la parole est peu intelligible.

Les personnes qui présentent ces dispositions peu favorables doivent se livrer à des exercices d'articulation, d'après les indications que nous venons de donner, et s'appliquer à prononcer lentement d'abord, rapidement ensuite, des syllabes, des mots et des phrases où dominent les articulations qui leur présentent le plus de difficulté.

Leur attention doit se porter aussi sur les voyelles ; elles feront bien, d'ailleurs, de lire avec soin la description des positions de phonation et d'articulation faite au chapitre VI. En outre, on doit soumettre la langue à un massage consistant en des tractions en longueur et en largeur, que le sujet pratique avec les doigts des deux mains. Puis on l'invite à faire exécuter à sa langue des mouvements dans tous les sens.

Il arrive assez fréquemment que l'épaisseur de la langue coïncide avec une difficulté des mouvements de la mâchoire inférieure. Le sujet devra donc joindre aux exercices d'articulation la gymnastique maxillaire dont nous avons parlé plus haut ; puis s'exercer à lire et à réciter à haute voix, jusqu'à ce que la parole lui paraisse bien distincte, et surtout qu'elle soit jugée telle par une personne capable de l'apprécier.

Quelquefois la langue, retenue par le filet, ne peut se relever assez pour toucher au palais. En ce cas, les articulations linguo-palatales, *ch, j, l, r*, et même les gutturales, sont impossibles, à moins d'une opération chirurgicale, la section du frein, qui donne à la langue plus de liberté (1).

Palais

Le palais est la voûte de la cavité buccale ; il est formé par la partie inférieure des maxillaires supérieurs, et par les os palatins que prolonge en arrière le voile du palais, le tout recouvert par la muqueuse de la bouche.

(1) Nous devons faire connaître le fait suivant: Parmi les sourds-muets de naissance auxquels nous enseignons la parole, en ce moment, à l'Institution de Montpellier, il en est un qui présente la particularité dont il s'agit. Le médecin de l'Etablissement n'a pas cru devoir faire la section du frein. Cependant, après des exercices prolongés et des massages de la langue, l'enfant est parvenu à prononcer les linguo-palatales *ch, j, l, r*. Il n'a pas encore réussi pour les gutturales, ce qui, du reste, peut tenir à d'autres causes.

C'est un organe passif; mais sa courbure et les pièces osseuses qui le composent, donnent de la sonorité à la voix. Il concourt avec la langue à produire les articulations palatales, *l, r, ch, j* et la nasale *n* (1).

CHAPITRE IV

ETUDE DES EFFETS ACOUSTIQUES QUE LA COLONNE AÉRIENNE QUI VIENT APHONE DES POUMONS PRODUIT:

1° DANS LA BOUCHE,
2° DANS LES FOSSES NASALES.

———

1° L'air qui arrive aphone des poumons, c'est-à-dire à l'état de simple souffle ou de vent, produit dans la bouche des résonnances d'une faible intensité, mais qui prennent des caractères acoustiques particuliers quand on fait simplement varier les dimensions du tube vocal.

C'est un effet analogue à ceux qu'on obtient en soufflant dans une cavité à un ou deux orifices: une bouteille, un entonnoir, un verre de lampe à pétrole, en un mot dans un résonnateur quelconque.

Ces effets acoustiques sont représentés par les signes:

$$a, e, é, è, i, o, u, ou, eu$$

désignés sous le nom générique de sons, de voix ou de *voyelles buccales*.

Ce sont les résultantes ou les timbres de toutes les résonnances correspon-

---

(1) Qu'on nous permette de signaler deux faits relatifs à l'hygiène des organes vocaux.

L'exercice prolongé de la parole et du chant entraîne deux inconvénients auxquels il faut savoir remédier :

1° La dessiccation et l'empâtement de la bouche, de l'arrière-bouche et du larynx, par le passage d'un fort courant d'air, et le dépôt des poussières dont cet air est chargé ;

2° Un commencement d'inflammation de la muqueuse des mêmes organes, quelquefois avec accès de toux, à cause du dépôt des poussières et de l'exagération des fonctions vocales.

On fait cesser le premier inconvénient en se rinçant la bouche et le pharynx avec un peu d'eau pure;

On peut remédier au second en se gargarisant avec une dissolution de chlorate de potasse, au 100°, c'est-à-dire dans la proportion de 10 grammes de chlorate pour un litre d'eau, additionnée d'un peu de sucre.

On doit laisser passer peu à peu la dissolution dans l'arrière-bouche.

dant à chaque dimension du tube vocal. Ces voyelles n'ont donc pas la même hauteur ou position sur l'échelle musicale (1).

Mais si les divers organes de la cavité buccale (lèvres, dents, langue, palais' voile du palais), entrent en jeu, aussitôt la colonne aérienne est gênée, étranglée, divisée, arrêtée; de sorte que les effets acoustiques signalés ci-dessus sont profondément modifiés ou même éteints, et remplacés par d'autres effets acoustiques moins sonores, ressemblant à de simples murmures, à des bruissements ou à des sifflements.

Ces modifications diverses des sons, ou les mouvements d'organes qui les produisent se nomment *articulations;* et les signes graphiques qui les représentent sont appelés *consonnes :*

$$p, b, m, f, v, s, z, \ldots\ldots\ldots.$$

Le son modifié prend le nom de *son articulé :*

$$pa, ba, fa, sa,\ldots. \ ap, af, as\ldots$$

Nous indiquons plus loin, dans un chapitre spécial, les positions et les mouvements d'organes qui correspondent à chaque son et à chaque articulation.

Si on ferme la bouche, l'émission de l'air aphone cesse de produire dans cette cavité les résonnances dont il vient d'être question : il n'y a plus formation de *voyelles buccales.*

2° *Passage du courant d'air aphone à travers les fosses nasales.* — Si, fermant la bouche, on fait passer par les fosses nasales la colonne d'air aphone qui, vient des poumons, il s'y produit un faible retentissement nasal qui, considéré isolément, n'a pas de représentation graphique.

Mais si pendant qu'on produit une voyelle buccale, on rapproche peu à peu les arcades dentaires, et si la langue exécute en même temps un mouvement de retrait vers le fond de la bouche, qui la met en contact avec le voile du palais, l'isthme du gosier se trouve fermé et le son simple buccal est suivi d'un retentissement nasal qui le modifie.

La voyelle ainsi modifiée se nomme *voyelle nasale.*

Les voyelles nasales sont représentées par les mêmes lettres que les voyelles simples, avec un signe de nasalité qui est *n.*

Ainsi les voyelles nasales sont représentées par les signes :

$$an, on, ain\ldots\ldots. \ .$$
$$en, \quad ein\ldots. \ \ldots.$$
$$in\ldots\ldots\ldots$$

On remarquera qu'il y a désaccord entre la prononciation et l'orthographe des voyelles nasales, ce qui est fâcheux.

L'ensemble des sons buccaux, simples et articulés, constitue *la parole à voix basse.*

(1) J'ai essayé de déterminer cette hauteur au moyen du piano; mais je n'y ai pas complètement réussi, à cause sans doute des harmoniques des cordes qui troublaient la netteté des sons.

Je donne plus loin les résultats qu'ont obtenus, par d'autres procédés, MM. Donders, Helmholtz et Kœnig. (Voir 2ᵐᵉ partie, chapitre VI, description des voyelles.

ETUDE DES EFFETS ACOUSTIQUES DE LA VOIX LARYNGIENNE DANS LES BIFURCATIONS DU TUYAU VOCAL

1° DANS LA BOUCHE,
2° DANS LES FOSSES NASALES.

Lorsque l'homme veut produire des sons par son organe vocal, les cordes vocales prennent une tension convenable, et l'air est poussé par les poumons avec une certaine force, supérieure à celle de la respiration ordinaire. Alors la colonne d'air expiré frotte, comme un archet, les cordes vocales tendues ; celles-ci entrent en vibration et font vibrer l'air qui les a ébranlées.

Un son est ainsi formé dans le tuyau vocal.

1° Ce son avec ses harmoniques arrive dans la bouche et y produit des résonnances de même nature que celles qui se sont produites lors de l'émission de l'air aphone, mais bien plus intenses, et qui prennent des caractères acoustiques particuliers d'après les variations en longueur et en diamètre du tuyau vocal.

Ces diverses sensations acoustiques sont encore représentées par les signes *a, e, i, u, o, ou*........ par lesquels nous avons représenté les effets analogues de la voix buccale, et sont désignées sous le nom générique de *sons laryngiens, voix* ou *voyelles laryngiennes,* ou simplement *voyelles.*

Ces voyelles ne doivent pas avoir et n'ont pas en effet la même hauteur.

D'autre part, elles sont plus graves que les voyelles simplement buccales, parce qu'elles sont produites dans un tube vocal plus long qui s'étend du larynx aux lèvres, tandis que le tube correspondant aux voyelles buccales ne s'étend que de l'isthme du gosier aux lèvres également.

Mais, outre le timbre résultant de ces résonnances harmoniques qui se produisent dans le tube vocal, il y a d'autres résonnances qui s'ajoutent à celles-là et qui proviennent des vibrations des parois mêmes des diverses parties du tuyau vocal, des cartilages du larynx, de la trachée-artère et de l'air qu'elle contient, ainsi que des parois de la poitrine.

Les cartilages du larynx, de la trachée-artère, les bronches et leurs ramifications, les parois de la poitrine, vibrent en effet sous l'action des cordes vocales, comme la caisse d'un violon sous l'action d'un archet ; et ce sont ces vibrations qui, s'ajoutant aux harmoniques de la voix laryngienne, lui donnent ce timbre, ce cachet particulier qui nous permet de distinguer les personnes aux simples accents de leur voix.

Les vibrations thoraciques ont même un timbre tellement caractéristique que la médecine en tire des inductions sur l'état pathologique des organes contenus dans la poitrine.

Ici, comme dans la voix buccale, la colonne sonore est divisée, étranglée, arrêtée par les positions et les mouvements des organes de la bouche , et les sensations acoustiques ou voyelles sont profondément modifiées, supprimées même et remplacées par des murmures, des bruissements ou des sifflements purement buccaux.

Ces modifications et les positions ou les mouvements d'organes qui les produisent sont identiques à ceux qui ont agi sur la voix buccale ; comme dans ce cas, ces modifications portent le nom d'*articulations* et sont représentées par les mêmes signes graphiques ou *consonnes*.

Le son modifié prend le nom de *son articulé*.

2º *Passage de la colonne sonore laryngienne à travers les fosses nasales.*

Si, fermant la bouche, on fait passer la colonne sonore par les fosses nasales, les sons voyelles cessent immédiatement de se faire entendre ; mais des sons simplement musicaux, avec retentissement nasal, continuent à s'y produire. Ces sons peuvent prendre différentes hauteurs, par suite de l'élévation ou de l'abaissement du larynx, de la tension des cordes vocales, de la projection des lèvres ou de leur application contre les arcades dentaires : on peut en effet fredonner un air la bouche étant fermée.

Ce retentissement nasal considéré isolément n'a pas de représentation graphique au point de vue du langage.

Mais si, pendant que le courant laryngien passe par la cavité buccale et y produit une voyelle laryngienne, on rapproche peu à peu les arcades dentaires, et, si la langue exécute en même temps un mouvement de retrait vers le fond de la bouche et se rapproche du voile du palais, l'isthme du gosier se trouve fermé, le courant s'écoule par les fosses nasales, et la voyelle laryngienne est suivie d'un retentissement nasal qui la modifie.

La voyelle laryngienne ainsi modifiée prend le nom de *voyelle nasale*.

Ces voyelles nasales sont représentées par les mêmes lettres que les voyelles laryngiennes et buccales, avec le même signe de nasalité, *n*.

L'ensemble des sons laryngiens et de leurs articulations constitue la *voix laryngienne.*

Ainsi il y a deux sortes de voix : la voix buccale, produisant la *parole à voix basse* ou *chuchotement*, et la voix laryngienne, produisant la *parole à haute voix*.

CONCLUSIONS

De cette étude synthétique des effets produits dans la cavité buccale par le passage d'une colonne aérienne alternativement aphone et sonore, il résulte :

1° Que les voyelles buccales ne se produisent que lorsque la bouche est ouverte ;

2° Que les différentes voyelles buccales dépendent des variations de forme et d'ouverture de la bouche, et qu'elles ont une hauteur qu'on peut déterminer ;

3° Que les sons laryngiens ne produisent pas de voyelles si la bouche est fermée ;

4° Que les voyelles laryngiennes dépendent de diverses formes de la bouche, identiques à celles qui produisent les voyelles buccales ;

5° Que les voyelles laryngiennes ne sont autres que les voyelles buccales greffées sur les sons laryngiens et leurs harmoniques, et que, dès lors, une même voyelle buccale suit le son laryngien dans toutes ses variations de hauteur : elle en est seulement *le timbre ;*

6° Que le même son laryngien devient *a, e, i, u....,* par le simple changement de longueur et de diamètre du tuyau vocal ;

7° Que ces voyelles peuvent ensuite être articulées par les positions ou les mouvements des organes annexes de la bouche.

La bouche est donc le *clavier* de l'*orgue humain.*

Comme le clavier de l'orgue, le *clavier humain* ne produit pas de sons, c'est-à-dire des voyelles simples ou articulées, si on n'en soulève les *touches.*

Il importe de bien déterminer ces *touches vocales,* c'est-à-dire les formes et les degrés d'ouverture correspondant à chaque voyelle, ainsi que les positions d'organes produisant les consonnes, car toute modification du résonnateur ou cavité buccale et de ses annexes altère la pureté de la voyelle et de la consonne.

Mais où sont les types-voyelles et consonnes ? Les musiciens ont leur diapason normal, d'après lequel ils règlent tous leurs instruments, et auquel se soumet aussi notre larynx : c'est la loi mathématique, inflexible, qui régit la matière.

Mais l'accent, le timbre, la *touche vocale* semble être plus spécialement sous l'empire de l'âme : chaque individu, en quelque sorte, a ses *touches* particulières. Il est vrai pourtant qu'au milieu de cette diversité, chaque peuple, par suite d'une sorte d'accord tacite, adopte un *clavier* qui devient comme son *clavier national.* Nous donnons plus loin (voir chap, VI) la description des touches vocales qui forment le clavier de la langue française ; et, pour que cette description soit plus intelligible, nous l'accompagnons de vignettes qui rendent perceptibles, par la vue, des faits qui semblent du domaine presque exclusif de l'ouïe.

La forme de la bouche a aussi une influence sur la hauteur du son laryngien, comme cela a lieu pour les tubes sonores adaptés à une anche.

La hauteur de la voyelle laryngienne n'est autre que celle du son laryngien un peu surélevé par ses harmoniques et les résonnances ou voyelles buccales.

Tons ou Registres de la Voix humaine

La voix reflète au dehors les divers états de l'âme ; elle a, pour exprimer ces états intérieurs, trois séries de tons ou registres : le *médium*, le *grave* et l'*aigu*.

Le *médium* c'est la voix ordinaire, qui se produit sans effort ; — l'*aigu* comprend des notes plus élevées, et le *grave*, des notes plus basses que celles du médium. Ces deux voix sont émises avec plus ou moins d'effort.

L'homme, qui sent et sait, exprime les convictions de son intelligence, les mouvements de son cœur et l'énergie de ses résolutions, en faisant tour à tour passer sa voix par les notes de ces registres ; il suit ainsi naturellement et presque à son insu les mouvements qui l'agitent : l'âme et son instrument se mettent en harmonie.

L'enfant, qui lit sans comprendre, lit d'une voix monotone.

Le chanteur, qui exprime tour à tour les pensées et les sentiments les plus divers, va du médium aux limites extrêmes de l'aigu et du grave et parcourt deux longues séries opposées de notes qu'il nomme registre grave ou *voix de poitrine*, et registre aigu ou *voix de tête*.

La raison de ces dénominations est facile à comprendre : pour donner la voix de poitrine, il faut allonger le tube vocal, faire descendre le larynx ; de sorte que la voix semble venir de la poitrine, où elle retentit avec force. Dans la voix de tête, le larynx monte, le tube vocal se raccourcit et les sons semblent se produire dans la tête (au sommet du pharynx, à la base du crâne).

La voix de tête se nomme aussi *voix de fausset*.

La voix de poitrine a des sons forts et pleins, parce qu'ils sont renforcés par les vibrations de la trachée-artère, des bronches et des parois de la poitrine ; tandis que les sons du fausset, réduits à leurs harmoniques inférieurs et aux résonnances buccales même affaiblies, sont moins intenses, moins éclatants, mais plus doux, plus flûtés, pourvu toutefois qu'ils ne soient pas trop forcés.

Les harmoniques des sons graves sont plus perceptibles que ceux des sons aigus : de là aussi le plus grand éclat de la voix de poitrine, et la gracilité de la voix de fausset.

Chaque individu a son médium, qu'il produit sans effort et qui varie entre l'ut_3 et le la_3 ; et duquel il passe ensuite avec plus ou moins de facilité aux notes du fausset et de la voix de poitrine.

Pour passer à la voix de poitrine, il doit détendre les cordes vocales, allonger graduellement le tube vocal, c'est-à-dire abaisser le larynx et porter les lèvres en avant, ou agrandir l'ouverture de la bouche.

Pour passer à la voix de fausset, il doit: 1° tendre les cordes vocales ; 2° diminuer peu à peu l'ouverture de la bouche, et 3° raccourcir graduellement le tube vocal en relevant le larynx et appliquant les lèvres contre les arcades dentaires.

Les femmes, les enfants, dont les cordes vocales sont plus courtes, chantent ordinairement dans la voix de tête ; les hommes, au contraire, chantent dans la voix de poitrine ; mais il y a une grande variété à cet égard.

Le médium est un champ commun où les deux registres extrêmes se rencontrent et se superposent plus ou moins, pour de là marcher en sens contraire.

Les musiciens ont donné aux voix des noms divers, suivant l'étendue qu'elles peuvent parcourir sur les deux registres.

Ces voix sont désignées, en allant du bas de l'échelle vers le haut, sous les noms de :

Basse-Taille, Barylon, Ténor, Alto, Soprano, Contralto et *Mezzo-Soprano.*

Il ne faudrait pas croire, toutefois, que les portions de l'échelle musicale parcourues par chaque voix soient parfaitement déterminées et placées bout à bout ; ces voix se superposent en partie, au contraire ; de sorte que les notes aiguës d'une voix sont les notes graves de la voix qui suit immédiatement en montant.

Le tableau ci-après donnera une idée assez exacte de l'étendue des voix et de leurs superpositions successives. (Voir fig. 6.)

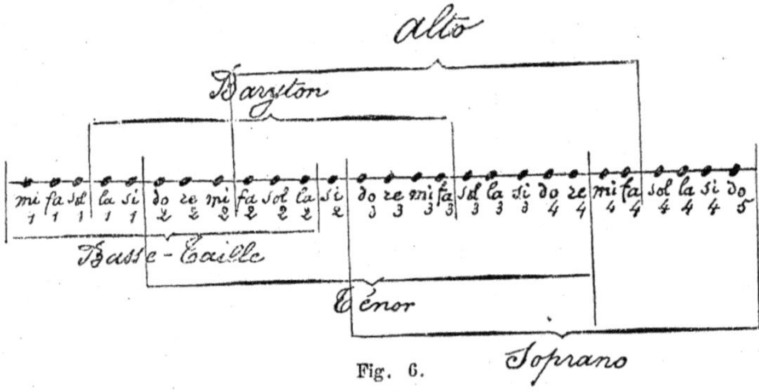

Fig. 6.

— 46 —

Le la_3 est le *la* du diapason normal ; il correspond à 870 vibrations par seconde.

Le do_3 correspond à 522 vibrations.

Le do_1 donné par quelques voix de basse, correspond à 130,5 vibrations.

Nota II. — Les voix d'homme se placent ordinairement dans les voix de *basse-taille*, de *baryton* et de *ténor* ; celles de femme et d'enfant, dans les voix d'*alto*, de *soprano*, de *contralto* et *mezzo-soprano*.

L'observation par le laryngoscope a permis de reconnaître que, pendant la production de la voix de poitrine, les lèvres de la glotte se rapprochent au contact et vibrent dans toute leur étendue, et que, pendant l'émission de la voix de fausset, les cordes vocales ne vibrent que par leur bord libre, la glotte formant une fente elliptique (1).

Mais, ainsi que nous l'avons dit plus haut, ces effets dépendent d'une action générale de la volonté, dont l'exercice et l'oreille apprennent à connaître le degré, et que l'habitude conserve et fortifie.

A ces effets de la tension des cordes vocales il faut ajouter l'action des muscles élévateurs et abaisseurs du larynx, ainsi que celle des dilatateurs et des constricteurs de l'orifice buccal, qui contribuent à produire l'effet désiré, avec le concours des mouvements maxillaires.

Les voyelles, avons-nous dit, sont des résonnances buccales greffées sur des sons laryngiens d'une hauteur quelconque, et uniquement déterminées par la forme spéciale donnée à la bouche.

D'où il suit que, si le larynx donne des sons de plus en plus aigus ou de plus en plus graves, — le tube vocal gardant les mêmes dimensions, — les timbres ou voyelles restent les mêmes, c'est-à-dire qu'une voyelle peut être chantée sur tous les tons.

Mais si l'on chante un *a*, par exemple, sur un ton de plus en plus élevé, — comme le tube vocal est grand ouvert pour l'émission de cette voyelle, circonstance qui tend à rendre le son grave, — il s'ensuit que cet *a* ne pourra être chanté qu'au prix de grands efforts de tension des cordes vocales. Le chanteur peut ainsi se mettre dans l'impossibilité de continuer l'émission ascendante du son, ou s'exposer à produire des harmoniques grinçants et même très-discordants.

Il résulte de là que le chanteur qui se trouve dans la nécessité que nous indiquons, doit modifier la forme de son tube vocal de façon à être aidé pour l'émission du son.

Renonçant donc peu à peu à la voyelle *a*, il chantera sur *è*...., puis sur *é*.....- et enfin sur *i*, imitant ainsi le peintre qui, par une dégradation insensible des teintes, passe d'une couleur à une autre.

Si, au contraire, chantant d'abord *a* sur le *médium*, il devait descendre jusqu'à

(1) Cette observation peut être utile pour aider les sourds-muets à produire les voyelles aiguës et les voyelles graves.

la voix de poitrine, au lieu de chercher à conserver à la voyelle son identité primitive, il devra la chanter graduellement sur *a.... à.... e.... ou.... o.... eu.*

Pour obtenir ces résultats, le chanteur doit user des moyens physiologiques indiqués tout à l'heure, c'est-à-dire agir sur son larynx pour tendre ou détendre les cordes vocales, — agir sur son tube vocal pour en modifier la forme en longueur et en diamètre.

Au reste, ces transformations des voyelles se produisent souvent comme par instinct, par une modification inconsciente du jeu des organes.

Ces transformations sont surtout sensibles dans le plain-chant, où les voyelles sont chantées lentement, sur une série de tons variant du médium au fausset et à la voix de poitrine.

Mais revenons à notre sujet, l'étude des voyelles et des consonnes.

CHAPITRE V

ÉTUDE GÉNÉRALE DES VOYELLES ET DES CONSONNES

Rappelons rapidement ici quelques-unes des notions précédentes, afin de les rattacher à celles qui vont suivre et d'en former un seul corps.

Des Voyelles

Nous avons dit que l'homme possède deux espèces de voix : la *voix buccale* produisant la *parole à voix basse*, et la *voix laryngienne* produisant la *parole à haute voix.*

Les deux voix ont chacune un tube vocal : celui de la voix laryngienne s'étend du larynx aux lèvres ; celui de la voix buccale s'étend de l'isthme du gosier aux lèvres également.

Les fosses nasales sont communes aux deux voix.

La voix buccale a les mêmes espèces de voyelles que la voix laryngienne.

Les voyelles laryngiennes et les voyelles buccales sont exactement produites par les mêmes degrés d'ouverture du tube vocal, et l'on peut, à volonté, sans rien changer aux dimensions de la partie commune de ce tube, les substituer les unes aux autres. Seulement les voyelles buccales sont plus aiguës que les voyelles laryngiennes, parce que le tube vocal correspondant aux premières est plus court que celui qui correspond aux secondes. On peut facilement constater

cette différence en prononçant une série de voyelles dans les deux voix (1).
Nous indiquerons plus loin dans un chapitre spécial, les positions d'organes qui
correspondent à chaque voyelle. (Voir chapitre VI.)

Les organes articulateurs étant communs aux deux tubes vocaux, leurs fonctions à l'égard des deux voix sont identiques.

Les sons laryngiens et les sons buccaux sont simples ou multiples : simples,
si le tube vocal conserve la même longueur et la même ouverture pendant toute
la durée de l'émission : *a, e, i, ou, eu* ....; multiples ou agglomérés, si les
dimensions du tube varient pendant l'émission; on entend alors, en effet, plusieurs sons distincts et successifs : *ia, io, iou, oui* .....

Les sons agglomérés, qui tendent à se fondre entre eux, se nomment *diphthongues.*

On voit que, parmi les sons simples, les uns sont représentés par une seule
lettre, *a, i* ....; les autres, par plusieurs voyelles déjà connues, *ou, eu* ..., et
dont la combinaison ne peut donner le son simple représenté. De plus, par suite
d'un désaccord regrettable entre notre prononciation et notre orthographe,
désaccord dont la cause est ordinairement dans l'étymologie, un même son a
quelquefois plusieurs signes représentatifs : les uns simples, les autres composés de plusieurs signes simples. Il serait préférable que ces signes fussent
simples et uniques; ce serait une anomalie de moins dans l'orthographe et dans
l'enseignement de la lecture.

Eu égard à la valeur phonétique, il y a donc des voyelles équivalentes
représentées par des signes différents.

TABLEAU DES VOYELLES SIMPLES
Classées au point de vue de l'équivalence phonétique.

—

a, â, e, o, ô, u, é, è, ê, eu, i, oi (2)
ea   eo au ai, ais (3) *œu, y*
eau ei, ait
aient

Au point de vue de la représentation graphique, les voyelles se divisent en
voyelles simples *monographiques : â, u, e* ..... et voyelles simples *polygraphiques :*

----

(1) En comparant ces voyelles sur le piano ou l'harmonium, on reconnaît que les voyelles buccales
sont les tierces, les quintes, et les octaves supérieures des voyelles laryngiennes.

Le rapport des longueurs des deux tubes, à l'état de repos, nous a paru être à peu-près $2/3$, c'est-
à-dire le rapport musical de la quinte.

(2) Voyelle multiple. — Cette voyelle n'est placée parmi les voyelles simples que par analogie de
forme. Elle est réellement composée, puisque sa prononciation exige deux dispositions distinctes du
tube vocal.

(3) Cet élément et les deux suivants, *ais, ait, aient,* ne sont pas rigoureusement des voyelles ;
mais nous les plaçons néanmoins ici pour raison d'équivalence.

au, ei, eu, œu, ou, oi; mais il est évident que ces dernières doivent être prononcées d'après leur valeur phonétique simple, sans considération pour la valeur phonétique de leurs éléments graphiques.

Nous donnons plus loin, chapitre VI, une autre classification des voyelles, au point de vue physiologique et acoustique. (Voir aussi chapitre III, *du Tuyau vocal.*)

VOYELLES NASALES

Les sons laryngiens et les sons buccaux peuvent recevoir, en passant dans les fosses nasales, un retentissement caractéristique qui les fait nommer sons nasalisés. Ils sont représentés par des signes multiples appelés voyelles nasales ; ces signes, avons-nous dit, se composent de la voyelle laryngienne ou buccale et d'un signe de nasalité, *n.*

Les sons nasalisés sont des sortes de sons multiples, car l'ouverture du tube vocal varie pendant leur émission ; et le son, d'abord pur et d'une espèce déterminée, est ensuite modifié dans sa nature, de manière que le son soutenu n'est plus le son primitif.

TABLEAU DES VOYELLES NASALES

an	*on*	*ain*	*eun*	*oin*
ean	*eon*	*ein*	*un*	»
en	»	*in*	»	»
am	*om*	*aim*	*um*	»
em	»	*im*	»	»

Il faut bien remarquer que le signe de nasalité adopté ici, *n,* n'est pas l'articulation *n,* qui a la même forme. En effet, dans l'émission de la voyelle nasale, la langue se porte en arrière, tandis que pour l'articulation *n* elle se porte en avant, sa pointe se relevant et se plaçant sur les racines des incisives supérieures.

Pour éviter la confusion, nous représenterions volontiers ce signe de nasalité, sous forme d'exposant, de la manière suivante :

$$a^n, \quad o^n, \quad eu^n \ldots \ldots$$

Cette remarque nous permet de résoudre une question controversée, relative à la prononciation du *n* dans les voyelles nasales terminant un mot et suivies d'une autre voyelle.

Ainsi, dans les expressions suivantes :

Divin amour, malin esprit, divin agneau.......

4

Les uns prononcent :

Divin namour, malin nesprit, divin nagneau ;

Et d'autres :

Divi-namour, mali-nesprit, divi-nagneau.

Le signe *n* de nasalité des voyelles nasales ne représente pas une articulation, mais un son nasal ; on ne peut donc pas le détacher de la voyelle, laryngienne ou buccale, qui le précède, et qui dès lors cesserait d'être nasale, pour le joindre, à la manière d'une consonne, à la voyelle qui suit.

On doit donc conserver la nasalité ; mais en même temps, pour éviter l'hiatus, il convient d'introduire dans la prononciation une articulation euphonique entre les deux voyelles, soit *n*, de préférence, puisqu'elle est nasale, et de dire :

Divin-n-amour, malin-n-esprit, divin-n-agneau,

comme on le fait pour le *t* et le *z*, dans les expressions écrites : *viendra-t-il? va-s-en* chercher.

Au reste, ce *n* euphonique ne doit s'employer que lorque le sens ne permet pas de repos entre le mot terminé par la voyelle nasale et le mot qui suit.

Ainsi on doit dire :

Vin *bon* à boire, fruit *bon* à manger (sans *n* euphonique),

Et

bon-n-apôtre, bon-n-homme.

Dans les mots dérivés, la voyelle nasale disparaît, et le signe de nasalité devient une articulation :

divin, divine, divin*i*té, diviniser, etc.

Lorque le signe de nasalité est un *m*, comme dans *parfum*, ce signe ne se détache pas non plus, et l'on dit :

parfum agréable,

et non :

parfu-magréable,

comme on devrait le dire si l'on adoptait la solution opposée à celle que nous avons indiquée.

SONS ARTICULÉS

Nous avons dit que les diverses parties du tuyau vocal : le voile du palais, la langue, le palais, les dents, les lèvres, ont la faculté de diviser, de gêner, d'arrêter la colonne aérienne, aphone ou sonore, qui arrive des poumons, et de produire ainsi des modifications ou articulations des sons.

Les parties du tuyau vocal se disposent pour l'articulation, ou avant l'émission du son, ou pendant qu'il est émis.

Les articulations sont donc *antérieures : pa, fo, chou...;* ou *postérieures : ap, of, ouch....*

Et si le son est modifié avant et pendant son émission, l'articulation est dite *antéro-postérieure : pal, four….*

Les sons nasalisés ne reçoivent que des articulations antérieures.

Ainsi, la voix se compose :

1° De sons ou voyelles simples, qui, au point de vue de la représentation graphique, sont : { ou monographiques : *a, u, e, é, è, ê, o, i, y;*
{ ou polygraphiques : *eo, au, eau, ai, ei, eu, œu, oi.*

2° De voyelles nasales : *an, ean, en, am, on, eon, om.*

3° De sons articulés, laryngiens ou buccaux, c'est-à-dire modifiés au moyen d'articulations antérieures, ou postérieures, ou antéro-postérieures.

Les sons purs ou diversement articulés forment des *syllabes* qui, seules ou réunies, constituent les mots, signes conventionnels de nos idées. Ce que nous disons ici s'applique aux deux voix laryngienne et buccale.

Les deux voix se mêlent l'une à l'autre ; mais les sons simplement buccaux, mêlés à la parole à haute voix, n'ont pas de représentation graphique.

Des Consonnes

Les consonnes, avons-nous dit, représentent des positions ou des mouvements spéciaux de tels ou tels organes du tube vocal. L'air qui vient aphone des poumons, en s'écoulant à travers certaines de ces positions, produit des effets phoniques divers qui ne se confondent ni avec les voyelles laryngiennes, ni avec les voyelles buccales, et qui ne peuvent se transformer ni dans les unes, ni dans les autres.

On doit observer que tant que le tube vocal conserve la position correspondante à une consonne, aucun son laryngien ou buccal ne peut se produire, si ce n'est pour certaines d'entre elles une sorte de sifflement, de murmure ou de bruissement, se rapprochant de la voyelle buccale *e*.

Cette différence d'effets peut faire établir deux sortes de consonnes : les *consonnes muettes*, p, b, m, t, d, n, gn, c, k, qu, g ; et les *consonnes sifflantes* ou *soutenues*, f, v, s, z, ch, j, l, r, ill (1).

Ainsi, les positions d'organes qui produisent les consonnes ne répondent réellement à aucun son laryngien ou buccal (2).

(1) *ill* a la valeur d'un i nasal.

(2) Il est vrai que les consonnes *l, m, n, gn,* sont accompagnées d'un murmure laryngien et nasal qui permet de les soutenir; mais ce murmure n'est pas un élément constitutif de la consonne, et la preuve, c'est qu'on peut le supprimer et qu'il n'apparaît généralement pas dans l'acte de la parole.

Dans la parole à voix basse, l'élément laryngien disparaît et la consonne reste :

Les consonnes appartiennent donc réellement au tube vocal ; elles n'ont rien de laryngien.

Les sons laryngiens ou buccaux en cours d'émission s'éteignent dès qu'une position d'articulation se produit, et ne peuvent renaître que lorsque ces positions ont cessé d'exister.

Les consonnes n'ont pas de valeur phonétique proprement dite. Ce sont des accidents acoustiques tout à fait à part, irréductibles en sons laryngiens ou buccaux, et destinés à imprimer un cachet, un timbre particulier, une sorte d'*estompe* aux sons laryngiens ou buccaux, auxquels on les associe. Et c'est grâce à cette variété de nuances acoustiques que la voix humaine est propre à exprimer tous les mouvements de la pensée. Ces effets sont surtout sensibles avec les consonnes sifflantes; ils le sont moins avec les consonnes muettes, parce que le léger souffle buccal qui se produit entre la position physiologique de la consonne et celle de la voyelle, est en partie couvert par l'éclat de cette voyelle.

CLASSIFICATION DES CONSONNES

Cette classification repose sur deux éléments physiologiques : 1° les organes articulateurs dont la position, les mouvements ou les rapports, déterminent la production des consonnes ;

2° L'effort de prononciation qu'elles exigent, lorsqu'elles sont suivies d'une voyelle.

La première considération fait classer les consonnes en *labiales-muettes*, *labiales-sifflantes*, etc. ; la seconde, en *fortes* et en *douces*.

On apprécie l'intensité ou degré de cet effort de prononciation, par la force d'impulsion de la colonne d'air qui vient des poumons au moment de l'émission.

Pour cela, il suffit de recevoir cette colonne sur une partie sensible du corps, comme le dos de la main.

Dans le tableau suivant, les consonnes sont classées: 1° dans le sens horizontal, par espèces physiologiques, d'après les organes producteurs, en procédant des lèvres à l'arrière-bouche, c'est-à-dire des plus apparentes à celles qui le sont moins ;

2° Dans le sens vertical, par ordre de fortes et de douces.

Cette classification a surtout son utilité dans l'enseignement de la parole aux sourds-muets et dans la correction des vices de prononciation.

TABLEAU DE LA CLASSIFICATION DES CONSONNES

PAR ESPÈCES PHYSIOLOGIQUES ET PAR ORDRE DE FORTES ET DE DOUCES

| LABIALES | | LINGUALES | | | | | |
Muettes	Sifflantes	Dentales muettes	Dentales sifflantes	Dentales nasales	Palatales murmurantes	Palatales sifflantes	Gutturales (muettes)
p	f	t	s	n	l	ch	c
b	ph	d	z	gn	r	j	k
m	v			$ill = i$			$qu = c$ (fortes)
				$lh = i$			g
							$qu = g$ (douces)

Nota. — Les consonnes muettes p, b, m, — t, d, — k, c, g deviennent explosibles, quand elles se prononcent avec une voyelle qui suit : pa... ta... ka...

A ce tableau il faut joindre la lettre h, qui ne représente aucun mouvement d'articulation, et la consonne double x qui tantôt équivaut à cs, et tantôt à gz. $\text{x} = \begin{cases} cs \\ gz. \end{cases}$

Nous indiquerons plus loin, dans un chapitre spécial, les dispositions et les mouvements d'organes correspondant à chaque articulation. (Voir chapitre VI.)

Chacune de ces consonnes ne correspond qu'à un seul mouvement d'articulation ; elles sont donc simples. Cependant, quelques-unes d'entre elles sont représentées par plusieurs lettres : d'où la division des consonnes, au point de vue de l'écriture, en *consonnes simples monographiques* et *consonnes simples polygraphiques*.

On doit prononcer les consonnes simples polygraphiques d'après leur valeur physiologique simple, sans avoir égard à la valeur individuelle de leurs éléments graphiques, et d'après ce qui est dit plus loin, chapitre VI.

De même que pour les voyelles, il y a des articulations équivalentes :

$$f = ph; \ c = k = qu; \ g = gu; \ ill = lh = i$$

L'articulation lh n'est guère usitée que dans certains noms des provinces méridionales : *Polhes, Paulhan, Guilhem.*

r n'est pas la *douce* de l. Ces deux consonnes ont une grande facilité à entrer en combinaison avec d'autres consonnes : cl, pl, fl...; cr, pr, fr... A cause de cette flexibilité, on les a nommées consonnes *liquides*.

APPELLATION DES CONSONNES

Au point de vue physiologique et acoustique, qui est le véritable point où l'on doit se placer pour l'enseignement de la parole et de la lecture, les consonnes ne doivent avoir aucun nom, car elles n'ont aucune valeur phonétique proprement dite. Elles ne doivent être désignées que par les seules dispositions d'organes auxquelles elles correspondent, ou à la fois par ces dispositions et par leur sifflement ou murmure buccal, si elles sont sifflantes : leur appellation est ainsi analogue à celle des voyelles, qui n'est autre que leur valeur acoustique.

Pour cette raison on ne les présentera pas seules aux élèves, mais accompagnées du son qu'elles modifient, à moins toutefois qu'on ne veuille faire des exercices tout à fait spéciaux d'articulation, pour assouplir les organes et bien enseigner les positions et les mouvements d'articulation.

Mais si les consonnes, de même que les voyelles, doivent être désignées comme objets, ou employées à titre de signes indicatifs d'objets, tels que les sections d'un plan, les diverses parties d'une figure géométrique, on doit alors leur donner un nom. A ce point de vue, on compte deux appellations principalles : *l'appellation grecque* et *l'appellation latine*, dite *ancienne appellation*.

Dans l'alphabet grec, les lettres *a, b, c, d, g*.... se nomment *alpha, béta, kappa, delta, gamma;* d'après l'appellation latine, on désigne la série des consonnes *p, b, m, f, v, s, z*... par les noms *pé, bé, emme, effe, vé, esse, zède..* .. Mais se servir de l'appellation grecque ou de l'appellation latine pour enseigner la parole ou la lecture, c'est s'engager dans des difficultés insurmontables s'il s'agit de sourds-muets, bien graves s'il s'agit d'entendants parlants, difficultés dont on ne triomphe qu'après plusieurs années d'exercices, et par de prodigieux efforts d'habitude et d'associations d'idées.

Comment, en effet, faire trouver à un pauvre enfant la valeur phonétique des mots *frais, christ, lyre.....,* en l'obligeant à dire successivement: *effe, erre, a, i, esse, frais..... ?* etc. C'est cependant ce qu'on a fait pendant des siècles.

Ce serait bien pis encore si l'on se servait de l'appellation grecque.

Les savants de Port-Royal, émus des supplices ainsi infligés à l'enfance, quittèrent un jour leurs profondes méditations pour s'occuper de la réforme de l'appellation latine, et créèrent la *nouvelle appellation*, d'après laquelle toutes les consonnes sont désignées par la syllabe résultant de leur union avec la voyelle *e.* Ainsi, les consonnes *p, b, m, f, v, s, z.....* furent nommées *pe, be, me, fe, ve, se, ze.....*

Ce fut un grand progrès, mais il ne suffisait pas ; cette appellation présente encore une difficulté : c'est que, le nom de chaque consonne représentant une articulation qui modifie le son *e*, il faut faire l'élision de cette voyelle, lorsqu'on désire que l'articulation modifie un autre son. Ainsi, pour lire les syllabes *pa, fi, cho, pra.....,* l'enfant est obligé de dire : *pe-a, pa; fe-i, fi*, etc., ce qui est faux, car *pe-a* ne peut donner que *pe-a*, et non *pa;* les lois de la physiologie et de l'acoustique s'y opposent; et ainsi des autres.

Pourquoi donc enseigner aux enfants des erreurs qu'il faut leur faire abandonner ensuite?

La véritable appellation des consonnes, c'est l'appellation physiologique définie plus haut; avec elle, rien à changer, point d'élision à faire ; on apprend à *lire* comme on apprend à *parler*. On est dans la vérité. Cette appellation, avons-nous dit, consiste à désigner chaque consonne par la position ou les mouvements des organes articulateurs correspondants et par leur sifflement ou murmure buccal, si elles sont sifflantes.

Néanmoins, lorsque les enfants ont appris à lire, il est bon de leur enseigner les diverses appellations *grecque*, *latine* et de *Port-Royal*, à cause de l'utilité ultérieure qu'ils doivent en retirer dans les sciences, les arts et même à l'Ecole primaire, pour la correction en commun des exercices d'orthographe; mais alors les inconvénients signalés n'existent plus.

CONSONNES SIMPLES ET CONSONNES AGGLOMÉRÉES

De même que les voyelles, les consonnes sont simples ou agglomérées, suivant qu'elles répondent à un seul mouvement d'organes ou à plusieurs :

p, b, d, r, s, ph, ch, gn.....

sont des consonnes simples;

pl, cl, pr, cr, spl.....

sont des consounes agglomérées.

Les consonnes simples sont, comme les voyelles, ou monographiques : *p, b, d, r*.....; ou polygraphiques : *ph, ch, gn*.....

Parmi les agglomérations de consonnes, il en est un certain nombre dont les éléments se lient plus facilement ensemble; nous les appelons consonnes *agrégées* ou *multiples*.

Elles sont aux autres agglomérations ce que les diphthongues sont aux voyelles simplement agglomérées.

Ainsi, dans les mots :

prix, cadre,

pr, dr, sont des consonnes multiples ; tandis que dans :

harpe, horde,

rp, rd, ne sont que de simples agglomérations.

On pourrait à la rigueur ne pas établir cette distinction ; car, en donnant successivement aux organes les positions indiquées par chaque consonne, on arrive, en définitive, à la prononciation des syllabes et des mots.

Lorsqu'une voyelle laryngienne est précédée d'un groupe de consonnes, le dernier élément du groupe peut seul modifier cette voyelle. Les organes vocaux doivent exécuter, en effet, autant de mouvements qu'il y a de consonnes, et ces mouvements modifient successivement des sons buccaux émis pendant le passage rapide d'une position d'articulation à l'autre. Ces sons, quoique n'étant pas parfaitement identiques, peuvent se ramener à la voyelle buccale *e;* car, peudant ces mouvements fugitifs d'articulation, le tube vocal passe par sa position normale, qui est à très-peu près celle correspondante au son *e*.

Le dernier mouvement d'articulation étant suivi de l'émission du son laryngien, celui-ci est modifié par ce mouvement, c'est-à-dire par la dernière consonne. Exemples : *pla, cla, fra, spa, spra*.......

Ces effets de la voix buccale sont plus ou moins sensibles, selon que les éléments consonnes sont muets ou soutenus.

Ainsi la voix laryngienne et la voix buccale se mêlent l'une à l'autre dans la parole à haute voix ; mais le son simplement buccal *e*, mêlé à la parole à haute voix, n'a pas de représentation graphique.

Pour rendre cette voyelle sensible aux yeux, nous lui donnerons ici une position et une forme qui en indiquent à la fois la hauteur et l'intensité.

Ainsi les syllabes :

Pla, cla, fla, fra, spla..... seraient représentées de cette manière :

$$p^o la, \ c^o la, \ f^o la, \ f^o ra, \ s^o p^o la.... \ (1).$$

Cette notation est purement théorique ; car, pour enseigner aux enfants à prononcer ces syllabes, il suffit de les inviter, en leur montrant l'exemple, à produire une expiration aphone et à donner successivement aux organes articulateurs les positions indiquées par chaque consonne, faisant suivre la dernière du son laryngien à modifier. L'effet désiré se produit par le jeu naturel des organes. On obtient ainsi un tout acoustique qui est la syllabe poétique.

Si l'articulation est postérieure, c'est-à-dire si la consonne suit la voyelle, le même effet buccal se produit, car le son laryngien s'éteint ; et, le tube vocal reprenant sa position normale, tandis que l'air continue à s'écouler c'est le son *e*, purement buccal, qui se fait entendre. Ainsi :

Ap, af, ar...... se prononcent : *ap^o, af^e, ar^o*... On peut même bien sentir la différence qui existe entre l'*e* buccal et l'*e* laryngien dans les mots suivants :

Le croup°	(*e* buccal)	La croupe (*e* laryngien)
Le pair°		La paire
Une mer°		Une mère
Un martyr°		Le martyre
Un gaz°		Une gaze
Le général°		La générale
Un sel ammoniac°		L'ammoniaque

1. On perçoit la différence de hauteur déjà signalée entre les sons buccaux et les sons laryngiens.

2. De plus, le son buccal se produit involontairement et par une conséquence nécessaire de l'écoulement de l'air, d'abord gêné ou brusquement arrêté ; tandis

(1) Le sifflement qui accompagne *f* et *s*, s'éloignant un peu de l'*e*, serait mieux représenté par une flèche.

qu'il faut un acte de la volonté et une nouvelle émission d'air pour produire le second.

3. Enfin, les consonnes finales des mots de la première colonne modifient ou articulent deux sons : le son laryngien qui précède et s'éteint, et le son buccal qui naît et suit; tandis que les consonnes terminant les mots de la seconde colonne ne modifient que la voyelle placée après.

Si l'articulation postérieure est elle-même suivie de plusieurs consonnes qui ne soient pas nulles dans la prononciation, il suffit, pour les faire sentir, de donner successivement aux organes la position d'articulation convenable, et de continuer à émettre de l'air aphone : l'*e* buccal se fait entendre après chaque articulation, sans le concours de la volonté :

Mars,	Kars.
Mar^{e}s^e,	Kar^{e}s^e.

Si l'articulation postérieure se trouve dans le corps du mot, les mêmes effets se produisent pendant le passage d'une position d'articulation à la suivante, et d'une manière d'autant plus sensible que la prononciation est plus lente :

Orgue,	altesse,	aphthe,	atlas.
Or^{e}gue,	al^{e}tesse,	aph^{e}the,	at^{e}las

Au reste, nous le répétons, dans ces divers cas, on n'a pas à s'occuper de faire prononcer l'*e* buccal par l'élève; l'effet sonore se produit naturellement par une conséquence nécessaire de la fonction des organes.

La modification de la voyelle buccale *e* par les consonnes constitue une syllabe buccale.

Il suit de là qu'il y a dans le langage trois espèces de syllabes : la *syllabe laryngienne*, la *syllabe buccale* et la *syllabe ordinaire ou poétique*. Celle-ci se compose d'une syllabe laryngienne, seule ou accompagnée d'une ou de plusieurs syllabes buccales; mais ces dernières ne comptent pas dans la mesure des vers, parce qu'elles ne sont que des notes fugitives dans l'acte de la parole (1).

Les syllabes ordinaires, seules ou réunies, forment des mots, signes conventionnels de nos idées.

Toute consonne entre deux voyelles modifie ou articule la voyelle qui suit :

Mérite = mé-ri-te.

Lorsqu'une agglomération de consonnes est suivie et précédée d'une voyelle il peut se présenter deux cas :

1° Ou toutes les consonnes se lient pour former syllabe avec la voyelle qui suit (c'est le cas des consonnes multiples), comme dans :

Ca-dre,

(1) Dans la parole à voix basse, la syllabe qui deviendrait laryngienne, si on parlait à haute voix, doit évidemment être considérée comme syllabe laryngienne.

Plà-tre,
Ca-fre ;

2° Ou bien la première se détache pour modifier la voyelle qui précède, tandis que les autres forment syllabe avec la voyelle qui suit, comme dans :

Ar-dent.	Sub-stance.
Par-fait.	Sar-cler.
Fer-blanc.	Ex-clure.

Cela tient surtout à la facilité plus ou moins grande qu'ont les consonnes à se lier, à se fondre les unes avec les autres. Un instinct physiologique guide l'élève dans le choix qu'il a à faire ; d'ailleurs, le résultat, pour le moment du moins, est à peu près le même ; puis, l'usage redresse les défauts de prononciation qui se produiraient dans ces cas. De plus, dans les exercices au tableau, les mots doivent être coupés en syllabes, et l'enfant contracte peu à peu l'habitude de la véritable décomposition syllabique.

A ce sujet, nous ferons remarquer que notre prononciation rejette toutes les combinaisons exigeant des mouvements d'organes d'une succession trop difficile. Et, si la formation des mots composés amène de ces contacts trop rudes, nous modifions plus ou moins profondément alors quelques-unes des articulations agglomérées, afin d'en rendre la prononciation plus coulante.

Cela nous explique, pour le signaler en passant, pourquoi dans la réunion des consonnes, déterminée par la juxtaposition des éléments étymologiques, nous transformons souvent une consonne en une autre de l'espèce de celle qui suit, ou même identique à cette dernière.

Par exemple, au lieu de : *in*patient, *in*mense, *in*régulier, *in*luminer, *ad*lumer, *ad*siéger..., nous disons : *im*patient, *im*mense, *ir*régulier, *il*luminer, *al*lumer, *as*siéger ; tandis que nous prononçons et nous écrivons : *in*dolent, *in*docile, *in*timider, *in*terligne..... *n* et *d*, *r* et *l*, étant des consonnes de même espèce ou d'espèces voisines.

TABLEAU GÉNÉRAL de la classification des voyelles et des consonnes

CONSONNES SIMPLES MONOGRAPHIQUES OU POLYGRAPHIQUES

LABIALES		LINGUALES					
Muettes	Sifflantes	Dentales muettes	Dentales sifflantes	Dentales nasales	Palatales murmurantes	Palatales sifflantes	Gutturales (muettes)
p b m	f ph v	t d	s z	n gn ill = i lh = i	l r	ch j	c k qu = c g gu = g

La lettre *h* ne représente aucun mouvement d'articulation.

Consonne double monographique : $X = \begin{cases} cs \\ gz \end{cases}$

CONSONNES MULTIPLES POLYGRAPHIQUES

pl, bl, fl, cl, gl, phl
pr, br, fr, vr, tr, dr, cr, gr, phr

sp, sb, sm, sf, sv, st, sl, sc, sph, squ, spl, scl, spr, sgr
pt, pn, ps, mn…. chl = cl, chr = cr

VALEUR EXCEPTIONNELLE DE QUELQUES CONSONNES

s,	s,	j,
ça,	ce, .	ge,
ço.	ci,	gi,
çu,	cy,	gy,

VOYELLES SIMPLES MONOGRAPHIQUES

a, u, e, é, è, ê, i, o,
y

VOYELLES SIMPLES POLYGRAPHIQUES

au, ai, eu, ou, oi
ei, œu

Nota : *ay = ai-i, ey = ei-i, oy = oi-i.*

VOYELLES NASALES

an	on	ain	eun	oin
ean	eon	ein	un	»
en	»	in	»	»
am	om	aim	um	»
em	»	im	»	»

EXCEPTIONS

La voyelle *e* est nulle devant **a**, **o** : *ea, eau, eo, eon.*

aï = ai-i, aü = a-u, oï = o-i, éi = é-i, éau = é-au

aïl = aïe, eil = éie
ouil = ouïe, euil = euie
ueil = euie
œil = euie

TABLEAU GÉNÉRAL

DES VOYELLES ET DES CONSONNES

Nous avons déjà donné successivement les tableaux des voyelles et des consonnes. Nous réunirons ici ces tableaux en un seul, qui comprendra ainsi :

1° Les voyelles simples, monographiques et polygraphiques ;

2° Les voyelles nasales ;

3° Les consonnes simples, monographiques et polygraphiques.

Ces consonnes y seront disposées, comme dans le tableau particulier, par espèces physiologiques et par ordre de fortes et de douces, que l'on distingue, ainsi qu'il a été dit, par l'effort qui accompagne leur émission, spécialement lorsqu'elles sont suivies d'une voyelle. L'énergie de cet effort s'apprécie par la force du souffle qui accompagne leur émission, reçu sur le dos de la main.

A ce tableau des consonnes simples nous joindrons les consonnes multiples, c'est-à-dire les agglomérations des consonnes dont la liaison mutuelle est facile, et qui peuvent toutes entrer dans la syllabe poétique.

Enfin, nous y ferons entrer la valeur exceptionnelle de quelques voyelles et de quelques consonnes.

NOTA 1. — Les voyelles qui se trouvent dans quelques consonnes polygraphiques ne sont pas considérées comme telles, puisqu'elles y perdent leur valeur.

NOTA 2. — La lettre *h* ne représentant aucun mouvement d'articulation ou de phonation, ne modifie nullement la voyelle qu'elle précéde ou qu'elle suit, et qui, dès lors, se prononce comme si elle était seule.

NOTA 3. — En examinant les consonnes multiples, on voit que *l* et *r* s'unissent facilement aux autres consonnes; on les nomme, à cause de cela, consonnes *liquides*. On pourrait y joindre la consonne *s*

NOTA 4. — Les consonnes muettes *p, b, m,* — *t, d,* — *k, c, qu, g, gu,* deviennent *explosibles*, quand elles se prononcent avec une voyelle qui suit : pa... ta... ka...

CHAPITRE VI

ETUDE PARTICULIÈRE DES MOUVEMENTS DE PHONATION ET D'ARTICULATION OU ÉTUDE DES TOUCHES VOCALES

Nous avons étudié la structure de l'appareil vocal et les principales fonctions qu'il accomplit. Pour achever cette étude, il nous reste à examiner, avec quelque détail, les dispositions et les mouvements des organes vocaux nécessaires pour produire les sons et les articulations, éléments du langage.

Ces dispositions sont les *touches* de l'*orgue humain,* dont la bouche et ses annexes forment le *clavier.*

Au premier abord, on pourrait être tenté de croire que ce travail est inutile, l'homme paraissant parler naturellement, sans exercices ni conseils préalables. Il n'en est cependant pas ainsi : la pratique même du mécanisme vocal est un résultat de l'éducation, et la faculté de prononciation est la conséquence de l'habitude acquise par les essais longs et inaperçus de l'enfance pour reproduire la parole maternelle.

Au reste, tous les hommes ne jouissent pas au même degré de la faculté de produire des sons et des articulations : un certain nombre sont affectés de vices de prononciation ; d'autres sont complètement privés du bienfait de la parole.

C'est surtout au point de vue de ces deux catégories d'hommes, que l'étude dont il s'agit est d'une incontestable nécessité.

Quiconque veut doter le sourd-muet de la parole ou rectifier des vices de langage, doit avoir des notions précises sur la structure et les fonctions diverses de l'appareil vocal. C'est un instrument qui a ses touches comme les instruments produits par la main de l'homme : pour enseigner à s'en servir, il faut le connaître.

D'autre part, la mise en pratique des connaissances acquises par cette étude n'est pas difficile et doit être abordée sans crainte : l'exemple de la mère doit nous rassurer. Quoique la production d'un son ou d'une articulation exige souvent des mouvements et des dispositions multiples d'organes, il suffit presque toujours de faire exécuter le mouvement principal pour que les autres s'ensuivent naturellement, — effet de cette admirable loi d'harmonie qui fait spontanément concourir les actes de plusieurs organes à une même fonction finale.

Cependant la tâche est parfois laborieuse ; mais si la résistance est trop vive, on modifie son plan : on porte ses efforts sur d'autres côtés, pour revenir ensuite au point d'attaque primitif ; peu à peu l'obstacle s'ébranle et finit par être renversé.

Pour faciliter l'intelligence des descriptions qui vont suivre, nous rappellerons quelques notions déjà données dans les chapitres précédents :

Les sons laryngiens résultent des mouvements vibratoires que la glotte, volontairement contractée, exécute sous l'impulsion de l'air qui vient des poumons.

Les sons reçoivent ensuite :

1° Des modifications de hauteur et de timbre par l'allongement ou le raccour_cissement et les divers degrés d'ouverture du tuyau vocal ;

2° Des modifications dites d'articulation, par les positions et les mouvements des diverses parties dont ce tube se compose.

Des premières modifications résultent les *voyelles* ; des secondes, les *consonnes*.

Des Voyelles ou Touches vocales voyelles

Rappelons que (1) :

1° Ouvrir grandement la bouche, c'est abaisser les sons ;

2° En diminuer l'ouverture, c'est élever les sons ;

3° Porter les lèvres en avant, c'est abaisser les sons ;

4° Les appliquer contre les arcades dentaires, c'est élever les sons.

Ces quatre faits physiologiques ont, par leur combinaison, une influence considérable sur la hauteur et le timbre des sons. Les différences qui en résultent constituent les phénomènes acoustiques que nous appelons *voyelles*.

Combinés deux à deux, ces faits donnent naisssance à deux groupes de voyelles :

1re *Combinaison :* Application des lèvres sur les arcades dentaires, avec abaissement progressif de la mâchoire inférieure.

L'ouverture labiale aura d'abord la forme d'une demi-ellipse très-allongée dans le sens des angles ou commissures, et qui s'élargira de plus en plus jusqu'à s'approcher de la forme du cercle.

Ces positions successives, — le son laryngien étant émis, — produiront les voyelles suivantes, dans l'ordre de la plus aiguë à la plus grave :

(1) Voir chap. III, *du Tuyau vocal.*

i, é, è, ê, a   (1er groupe (1) ou groupe supérieur).

2me *Combinaison* : Projection des lèvres avec abaissement progressif de la mâchoire inférieure.

L'ouverture labiale prend successivement la forme d'une petite demi-ellipse, d'une ellipse et puis d'un rond grandissant.

Ces formes successives, — un son laryngien étant émis, — produisent les voyelles suivantes, — dans l'ordre de la plus aiguë à la plus grave :

u, e, ou, o, eu   (2° groupe ou groupe inférieur).
œu

Les voyelles du second groupe sont plus graves que celles du premier (2).

Tous ces faits sont conformes à la théorie des tubes sonores. Nous ferons observer, toutefois, que les mouvements des lèvres et de la mâchoire inférieure ne sont pas les seuls faits qui contribuent aux variations de forme du tuyau vocal : les positions de la langue et les mouvements d'élévation et d'abaisse-

---

(1) Dans la pratique, il est bon d'enseigner la voyelle *a* la première, comme la plus facile, et de reprendre ensuite à la voyelle *i*. Pour le 2me groupe, suivre l'ordre. D'ailleurs, si une voyelle présente trop de difficulté, on passe à d'autres, pour revenir ensuite à la première.

(2) D'après M. Helmholtz, professeur de physiologie, à Heidelberg, les notes correspondant aux voyelles diffèrent avec les idiomes auxquels ces voyelles apparfiennent. Cet auteur donne les notes suivantes pour les voyelles de l'idiome de l'Allemagne du Nord.

	ou	o	a	eu	u	é	i	
	fa₂	si♭₃	si♭₄	ut#₅	sol₅	si♭₆	ró♭₆	ce qui, d'après les lois des vibrations des cordes,
donne	348	939,5	1879	2175	3132	3758	4698	

pour les nombres des vibrations correspondant à chaque voyelle.

Voici comment l'auteur procède pour déterminer la hauteur des voyelles : il se munit d'une série de diapasons donnant chacun une note particulière ; il les fait vibrer successivement devant la bouche, affectant la forme correspondante à chaque voyelle : celui des diapasons qui détermine des résonnances buccales donnant la voyelle, indique la hauteur de cette voyelle.

Un autre procédé, le seul applicable pour quelques voyelles, consiste à émettre la voyelle à voix basse : le diapason qui vibre à l'unisson, en indique la hauteur. C'est le procédé employé par M. Donders pour la détermination des voyelles hollandaises.

Les voyelles dont il s'agit, ne sont donc autres, sauf la hauteur relative à l'idiome, que les voyelles formées dans la bouche par les résonnances de la colonne d'air aphone venant des poumons, et que nous avons dit se greffer sur le son laryngien pour en constituer le timbre.

La hauteur de la voyelle laryngienne *parlée* ou *chantée* est celle du son laryngien fondamental un peu surélevé par ses harmoniques et les résonnances buccales.

Pour déterminer la hauteur des voyelles, M. Kœnig emploie une méthode dite des *flammes*, qu'il serait trop long de décrire ici. Voici les résultats trouvés par cet habile expérimentateur :

	ou	o	a	é	i	
	si♭₂	si♭₃	si♭₄	si♭₅	si♭₆	D'où l'on tire par
le calcul	469,7	939,5	1879	3758	7516	

pour les nombres de vibrations correspondants.

ment du larynx y entrent pour une part sensible, ainsi que nous l'avons déjà dit et qu'on le verra dans la description particulière des voyelles.

La part de chacun de ces deux organes, dans les phénomènes dont il s'agit, peut s'exprimer par les deux formules suivantes pour chaque groupe de voyelles :

1. Le larynx s'abaisse graduellement de la voyelle la plus aiguë à la plus grave ;

2. La langue, d'abord relevée en voûte contre le palais, s'abaisse graduellement vers le plancher de la cavité buccale, de la voyelle la plus aiguë à la plus grave.

Cette concordance d'action de la langue et du larynx s'explique par leurs attaches hyoïdiennes et par les mouvements de la mâchoire inférieure.

Ces remarques méritent considération pour la pratique de l'enseignement.

Nota. — Les arcades dentaires étant au contact et les lèvres aussi, si le larynx émet un son, il n'y a plus production de voyelles, des sons simplement musicaux se forment dans la bouche avec un retentissement nasal.

Ces sons peuvent prendre différentes hauteurs par suite de l'élévation ou de l'abaissement du larynx, de la tension des cordes vocales, de la projection des lèvres ou de leur application contre les arcades dentaires. On peut, en effet, fredonner un air, la bouche étant fermée.

Iᵉʳ Groupe

I. Les joues se portent en arrière, comme dans l'action de rire; les commissures ou angles des lèvres s'écartent à l'excès, de manière à donner à l'ouverture buccale la forme d'une demi-ellipse très-allongée; les arcades dentaires se touchent presque par les incisives, qui deviennent presque entièrement visibles; la langue pousse contre les incisives inférieures et, partant, se relève en voûte vers sa base, et latéralement fait saillie entre les canines et les premières molaires, qui la pressent légèrement; le larynx se soulève; le tuyau vocal est très-raccourci et aplati dans sa partie buccale.

Alors les poumons poussent vivement la colonne d'air, qui, s'écoulant à travers le larynx volontairement contracté, fait vibrer la glotte, vibre lui-même et devient sonore. Légère nasalité (1).

(1) Pour voir les positions et les mouvements décrits, on n'a qu'à se placer devant une glace. L'emploi de la glace est utile pour l'enseignement des sourds-muets, afin de les aider à rectifier des positions vicieuses des organes.

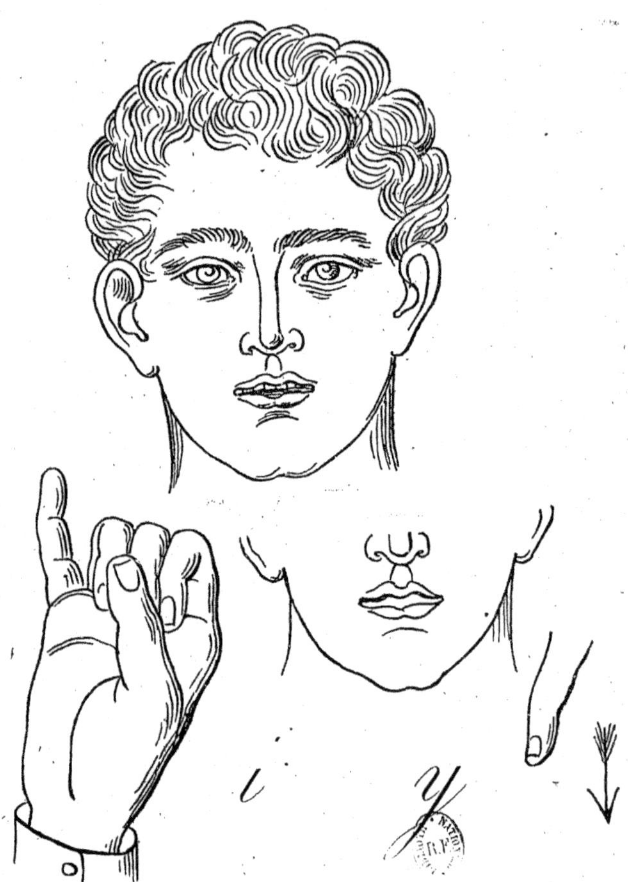

i
y

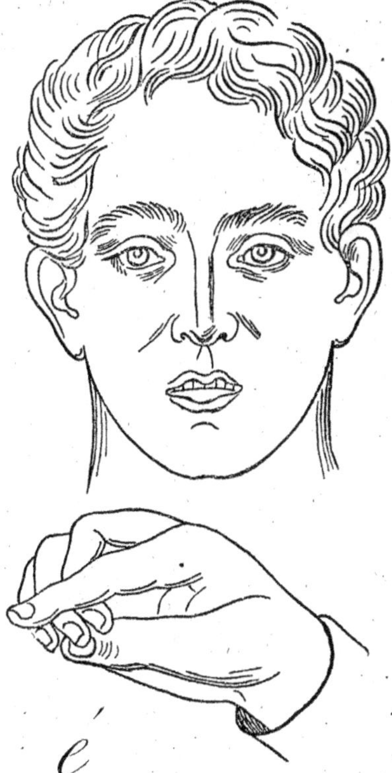

É. Dispositions analogues à celles de l'*i*, mais moins prononcées: l'ellipse des lèvres est un peu moins longue ; les arcades dentaires, de deux à trois fois plus écartées ; la supérieure moins visible ;—la langue pousse moins fortement contre les incisives inférieures, et par suite sa voussure est moins prononcée et le canal buccal moins aplati ; le larynx se contracte et se soulève. Le son émis est moins aigu.

$$é = ai = ei.$$

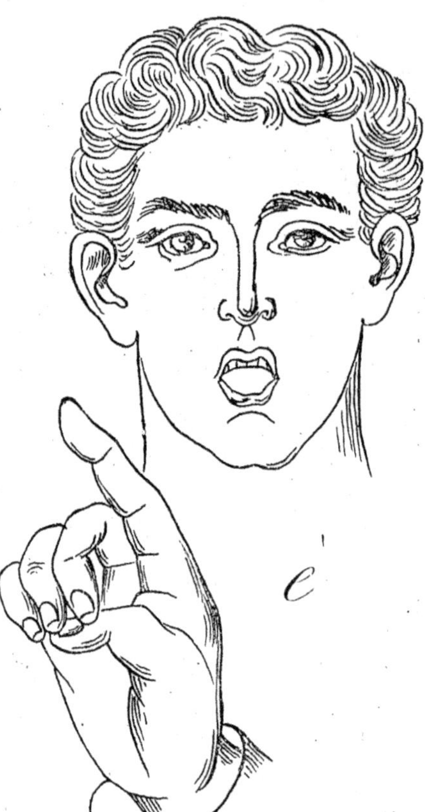

È. Ellipse labiale moins longue et plus haute que pour l'*é*. Arcades dentaires environ quatre fois plus écartées que pour l'*i;* la supérieure à peu près entièrement recouverte par la lèvre ; la langue appuie encore contre les incisives inférieures, mais se voûte moins à sa base, se creuse en gouttière à sa partie antérieure, dont les bords touchent aux commissures des lèvres ; canal buccal plus large, larynx plus abaissé ; aussi, son plus grave.

$$\grave{e} = a\dot{i}s = ait = aient.$$

Ë. Comme pour l'*è:* ouverture buccale légèrement plus grande ; larynx plus abaissé ; son plus grave.

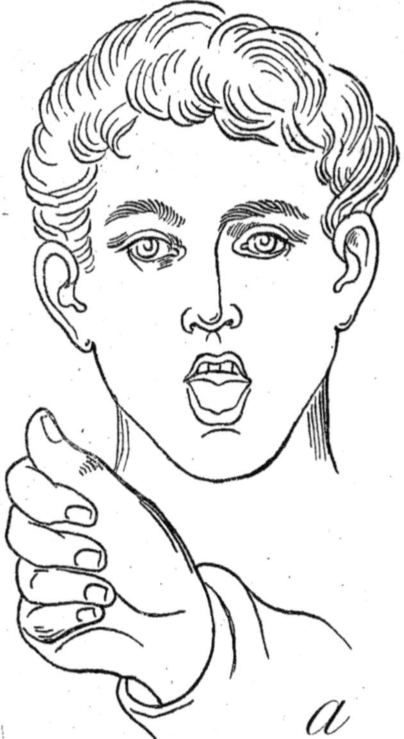

A. Pour produire ce son, la bouche doit être grande ouverte, la langue appliquée sur le plancher de la cavité buccale et un peu portée en arrière.

L'isthme du gosier est entièrement ouvert, le canal buccal très-dilaté et le larynx très-abaissé.

Les organes étant ainsi disposés, la glotte se contracte par un effet de la volonté ; les poumons expulsent vivement l'air, qui fait vibrer les cordes vocales, vibre lui-même et devient sonore. Le son produit est très-grave.

Â. Organes disposés comme pour *a*, avec ouverture de la bouche plus grande et larynx plus abaissé : son plus grave.

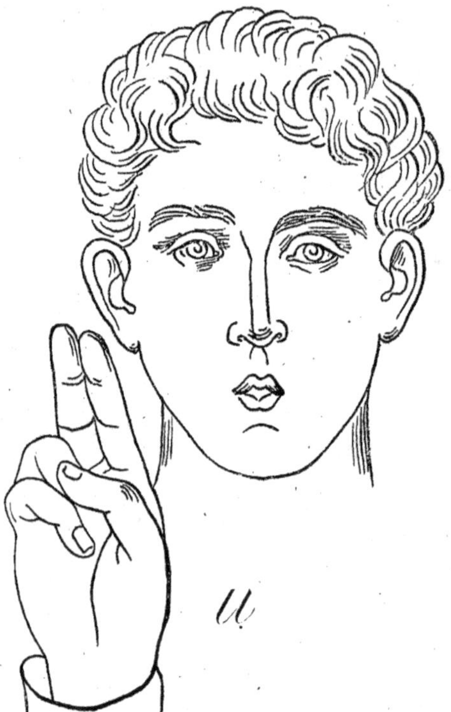

2me GROUP :

U. Les joues se creusent, les lèvres se portent en avant, en laissant entre elles une étroite ouverture semi-elliptique à concavité inférieure ; la langue pousse contre les incisives inférieures, où elle se creuse un peu en gouttière et se bombe à sa base. Le tube vocal est long, mais étroit. Enfin la colonne d'air est émise par les poumons, traverse la glotte et devient sonore.

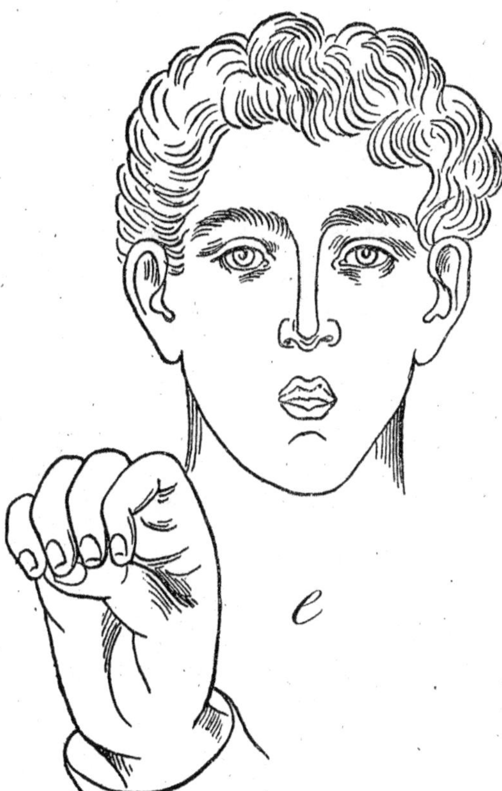

E. Les joues se creusent moins que pour l'*u ;* les lèvres sont moins proéminentes, la bouche plus ouverte et de forme elliptique; la langue affleure aux incisives inférieures et s'applique sur le plancher; la mâchoire inférieure et le larynx s'abaissent davantage; aussi le son est-il plus grave.

La position des organes correspondant à cette voyelle est à peu près la position normale de la bouche.

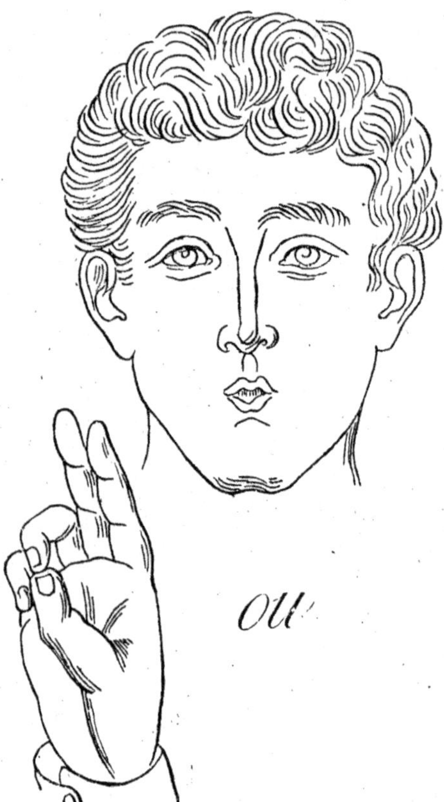

OU. Comme pour l'*u*, seulement mâchoire inférieure plus abaissée, ouverture des lèvres plus arrondie, langue un peu portée en arrière, s'appliquant en avant sur le plancher, se relevant un peu vers le fond ; larynx plus abaissé. Son plus grave que l'*u* et l'*e* et retentissant sous la voûte palatine.

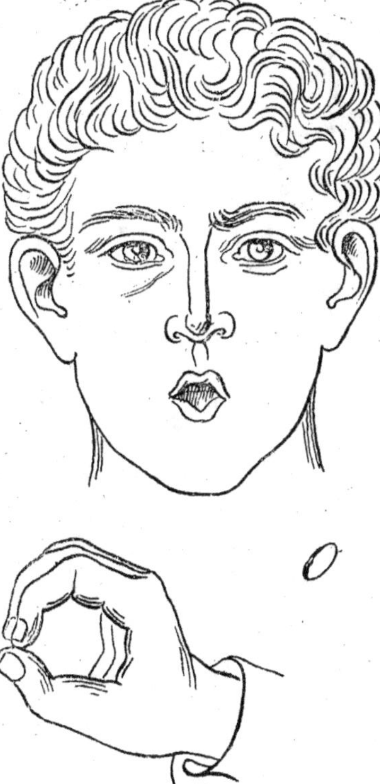

O. Mâchoire inférieure plus abaissée que pour l'*ou*; ouverture de la bouche plus grande et plus arrondie, langue plus portée en arrière et appliquée sur le plancher; larynx plus abaissé : son plus grave.

Ô. Comme pour l'*o*; mâchoire et larynx plus abaissés : son plus grave.

$$\hat{O} = au$$

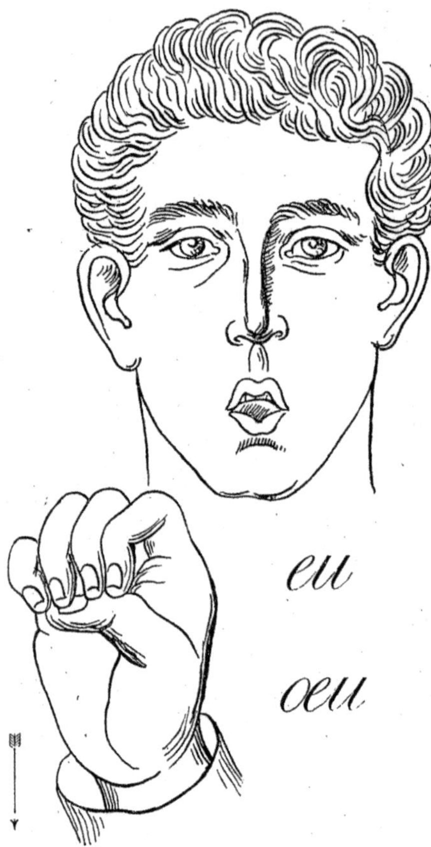

EU, ŒU. Mâ-
choire plus abaissée que
pour l'*o* ; ouverture de la
bouche plus grande et
plus allongée de haut en
bas ; langue affleurant aux
incisives inférieures et
mieux appliquée contre le
plancher ; larynx plus a-
baissé : son plus grave.

OI. Cette voyelle, quoique classée parmi les simples, est réellement composée, puisqu'elle exige deux dispositions bien distinctes des organes, correspondant successivement au son *ou* et au son *a*. $oi = ou — a$.

Dans quelques provinces, *oi* équivaut à *ou — è*.

NOTA. — Ces descriptions des voyelles confirment la théorie acoustique énoncée ; toutefois, comme les dispositions des organes vocaux ne peuvent pas être indiquées avec

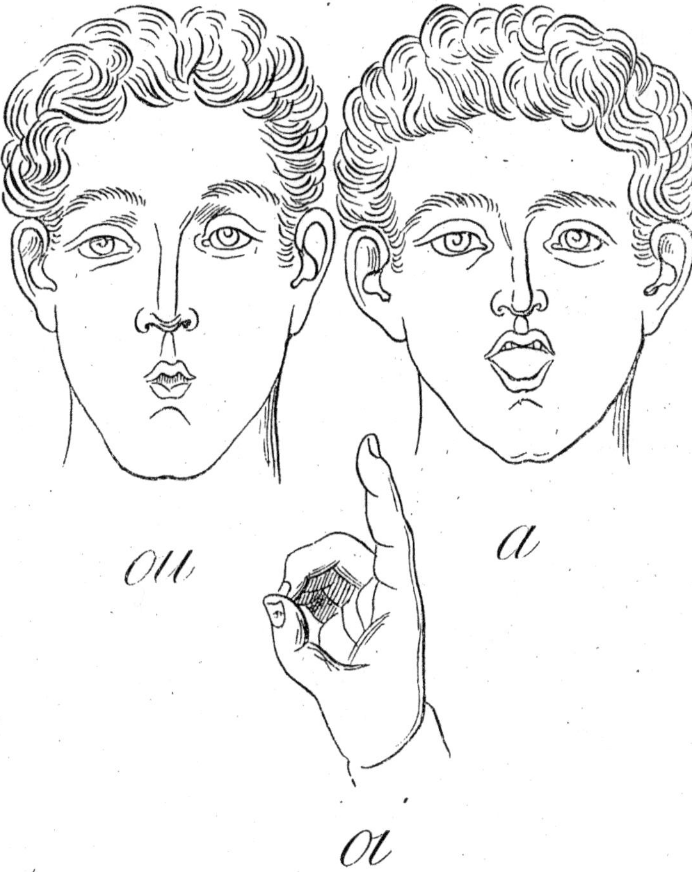

une précision mathématique, on conçoit que les sons différent un peu d'un individu à un autre, et qu'il s'en produise même une foule d'intermédiaires aux types-voyelles. Pour les entendants, l'oreille rectifie les erreurs de position ; les sourds-muets se règlent par la vue sur les personnes qui font leur éducation.

Spatule phonétique

Pour régler l'ouverture de la bouche relative à l'émission des voyelles, nous avons imaginé un petit instrument dit *spatule phonétique*.

Il se compose de deux parties : d'une partie allongée en forme de lame de couteau à papier, de 10 centimètres de long, et d'un manche triangulaire dont les angles opposés à la lame ont, l'un 90° et l'autre 45°.

La lame sert à donner à la langue la position convenable.

L'angle de 45° ou la *pointe* sert, par son introduction dans la bouche, à déterminer l'écartement intermaxillaire correspondant à chaque voyelle.

Sur l'une des faces, nous avons indiqué la position des voyelles du premier groupe, et sur l'autre celles du groupe inférieur.

L'*i* est au sommet de l'angle, c'est-à-dire à l'origine des deux séries.

Le grand angle ou *talon* peut être introduit dans la bouche, quand les sujets peuvent produire un grand écartement intermaxillaire.

Les positions des voyelles indiquées sur la spatule ne conviennent rigoureusement pas à tous les sujets ; mais elles font connaître, du moins, l'écartement proportionnel que tous les sujets doivent donner à leurs arcades dentaires pour l'émission des voyelles.

La spatule est utile non-seulement pour les sourds-muets, mais aussi pour les entendants-parlants.

Cet instrument, qui doit être en bois dur, peut être construit par un ouvrier quelconque.

La longueur de la lame est de 100 millimètres ;

La largeur   id.   25   id.

L'épaisseur, de 4 millimètres au milieu, et de 2 millimètres sur les bords, qui doivent être mousses.

L'épaisseur du manche est de 5 millimètres dans toute son étendue. Les arêtes doivent aussi être mousses.

Les deux figures de la spatule sont de grandeur naturelle.

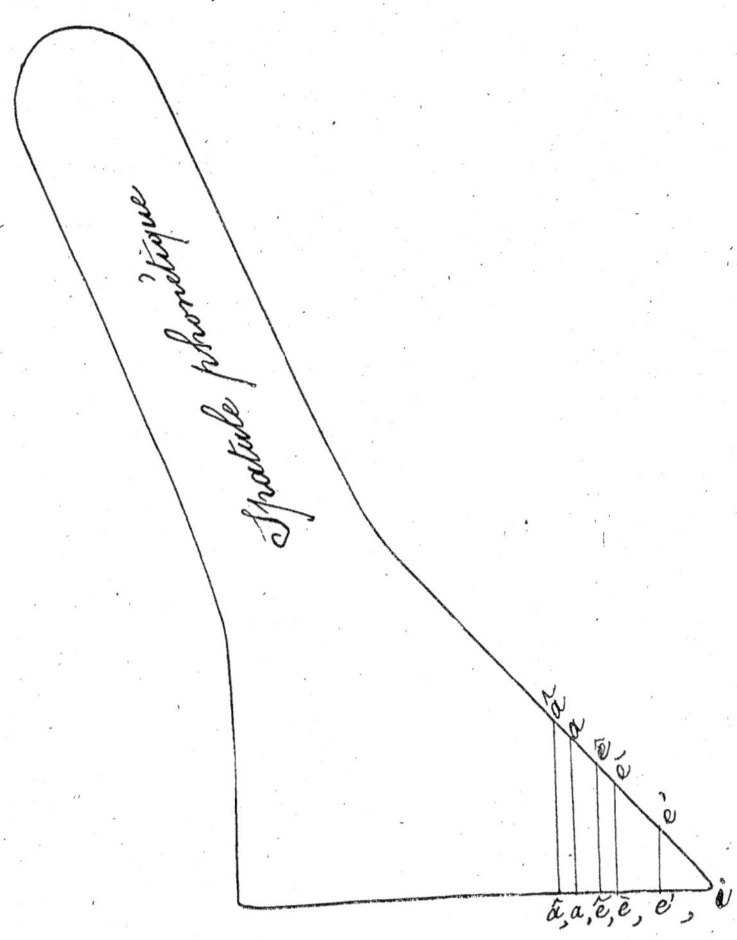
Spatule phonétique
â, a, ẽ, ē, é, è
ã, a, ẽ, é, è, e', i

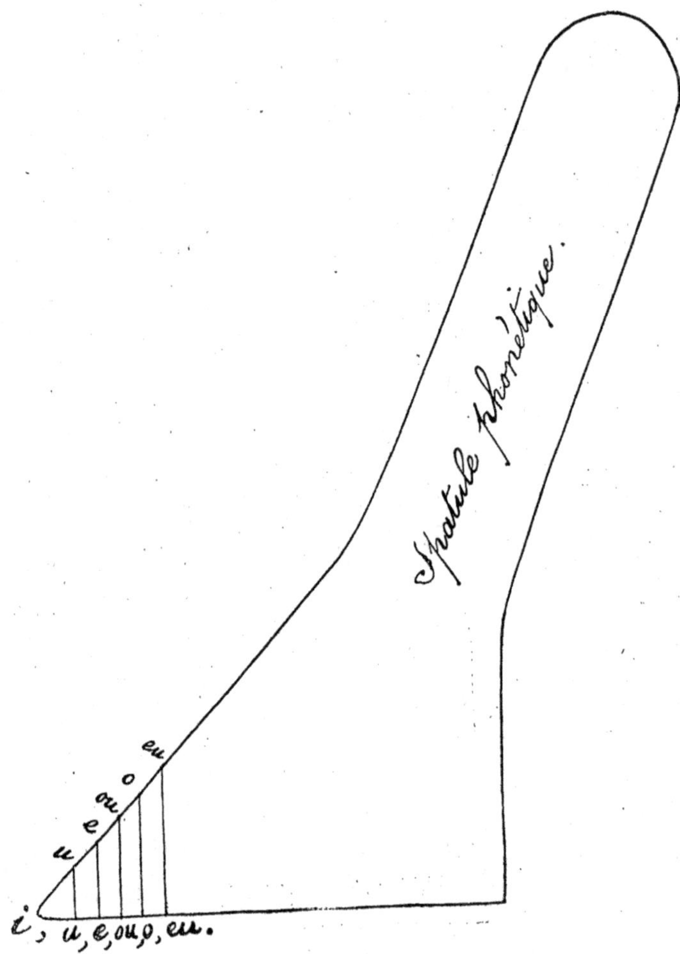

Spatule phonétique.
eu
o
ou
e
u
i, u, e, ou, o, eu.

Nota. — Nous ajouterons ici quelques indications touchant trois voyelles dont l'émission est quelquefois difficile à obtenir ; ce sont les voyelles *i, ou, o*.

I. Si le sujet ne donne pas bien cette voyelle, on provoque les contractions du larynx en pressant doucement cet organe entre le pouce et l'index ; on excite de même, sous le menton, les muscles élévateurs du larynx, dans le but de les faire contracter et d'obtenir ainsi le raccourcissement du tube vocal, disposition qui rend les sons aigus.

Ou, O. On pratique le massage de tous les muscles de la face, afin d'augmenter la mobilité des joues, de rendre les lèvres plus aptes à se porter en avant et d'obtenir ainsi l'allongement du tuyau vocal, circonstance qui contribue à la gravité des sons. Dans le même but, on déprime le larynx et on excite les muscles abaisseurs de cet organe.

On règle l'écartement des mâchoires au moyen de la spatule phonétique ; on introduit le doigt dans la bouche pour refouler la langue, la mettre dans la position convenable, et mieux obtenir la forme du résonnateur buccal correspondant aux voyelles cherchées. On écarte les lèvres avec le pouce et l'index. Donner toujours l'exemple de la forme.

L'action de mettre en mouvement, par la force du souffle, des objets placés sur une table, complète le massage musculaire, et contribue en même temps à donner au résonnateur les dispositions nécessaires.

La voyelle **a** s'obtient facilement ; mais il arrive assez souvent qu'elle manque de netteté, qu'elle a même un timbre un peu nasillard, parce qu'une partie du courant aérien passe par le nez.

Pour faire disparaître ces défauts, il suffit de déprimer la base de la langue avec la lame de la spatule, ce qui tout à la fois agrandit l'isthme du gosier, abaisse le larynx et fait obtenir la netteté et la gravité de la voyelle.

Voyelles nasales

Les voyelles nasales représentent des sons simples, subséquemment modifiés par un retentissement caractéristique de l'air dans l'intérieur du nez.

Pour déterminer le passage de la colonne sonore dans les fosses nasales pendant que le son simple et pur est produit, nos organes affectent deux positions distinctes :

1° Les arcades dentaires se rapprochent ; la langue exécute un mouvement de retrait vers le fond de la bouche ; le voile du palais s'abaissant alors vers la base tuméfiée de cet organe, force la colonne d'air à s'écouler par le nez ;

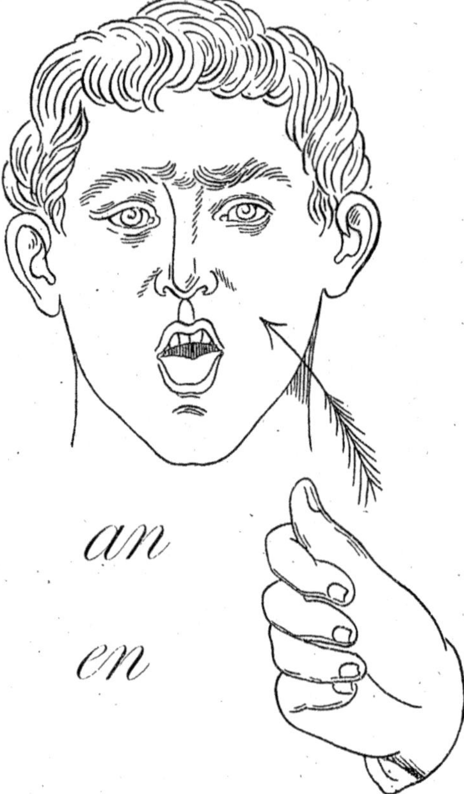

2° Les lèvres se rapprochant au contact déterminent l'occlusion de la bouche, ce qui oblige la colonne sonore à traverser les fosses nasales.

Les sons nasalisés par le premier procédé sont représentés par les voyelles laryngiennes suivies de *n* ; mais cette lettre n'a pas ici sa valeur comme consonne : c'est un simple signe de nasalité.

Les sons nasalisés par le second procédé sont représentés par les voyelles laryngiennes suivies de la lettre *m ;* et dans ce dernier cas, les sons reçoivent une véritable articulation postérieure. On sait d'ailleurs que, dans les deux cas, le son simple n'a pas toujours la valeur représentée par la voyelle seule, par suite d'un désaccord entre notre prononciation et notre orthographe. Ainsi :

$$en = an, \quad in = ain, \quad un = éun.$$
$$em = am, \quad im = aim, \quad um = eum.$$

On observera la différence de sonorité des syllabes *am*, *ap*, *ab*, quoiqu'elles se prononcent avec une occlusion complète des lèvres. Cette différence vient de ce que le voile du palais s'abaisse dans le premier cas pour laisser passer l'air à travers les ouvertures du nez ; tandis que, se relevant dans les deux autres, il ferme les fosses nasales et emprisonne le fluide dans la bouche et le pharynx.

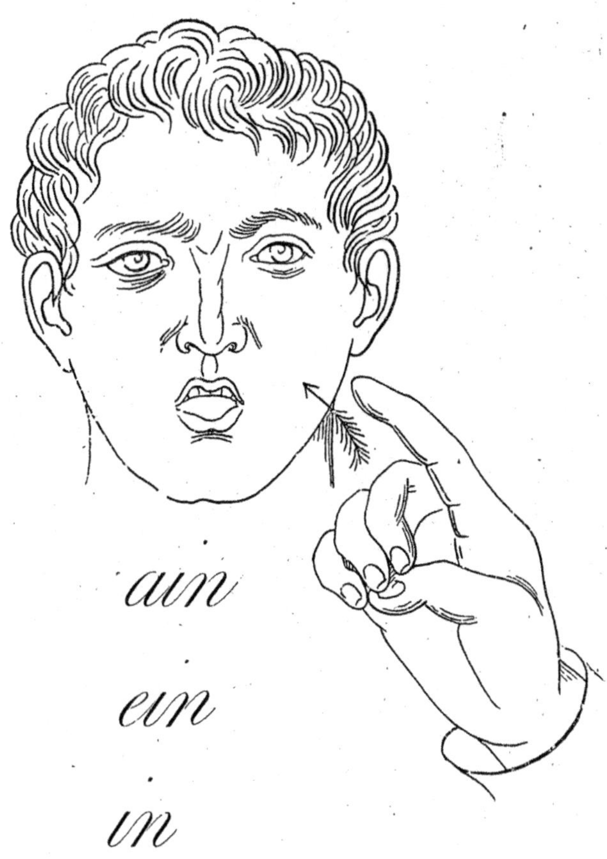

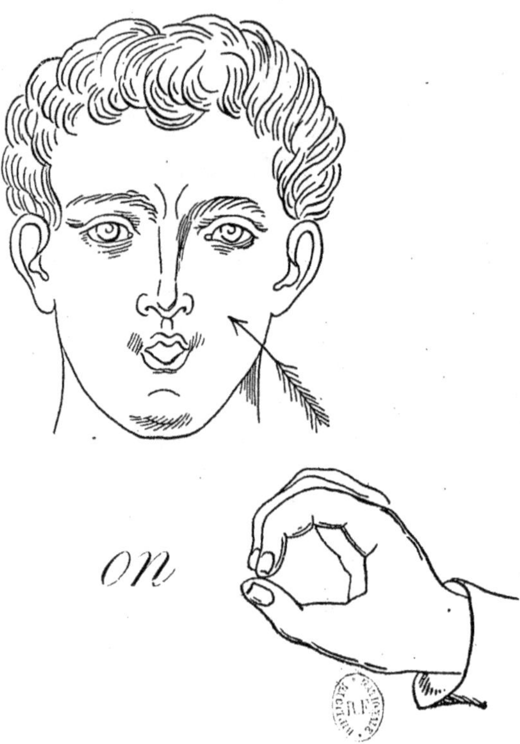

on

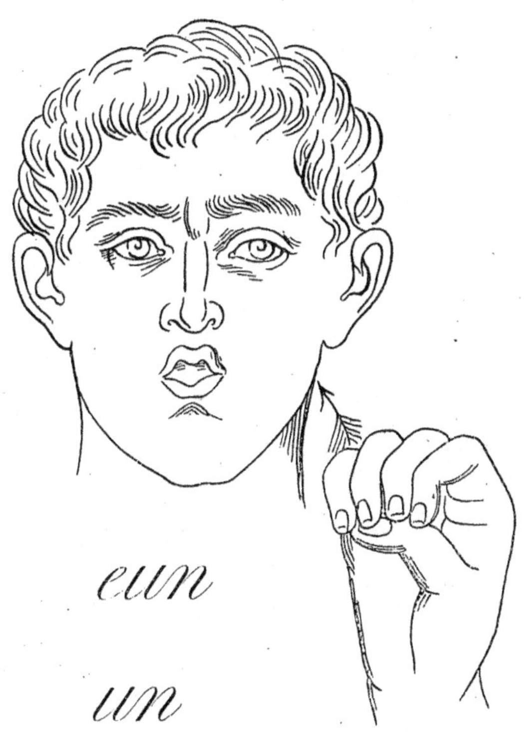

eun

un

Diphthongues ou sons multiples

Chaque son exige une disposition spéciale du tube vocal ; de là résulte l'impossibilité de produire deux sons simultanés.

Pour prononcer les sons multiples, il faut donc énoncer successivement les sons élémentaires dont ils se composent, et les lier plus ou moins, selon que l'usage l'indique.

ia, io, ié, iou, ion, oui…..

Des Articulations ou Touches vocales-consonnes

Les articulations sont, avons-nous dit, l'acte par lequel les organes du tuyau vocal modifient au passage les sons laryngiens.

Les consonnes sont leur représentation graphique.

Considérons, en premier lieu, les articulations antérieures.

Articulations antérieures simples

Les parties du tuyau vocal prennent d'abord la position exigée par la modification qu'on a en vue ; puis la colonne d'air vient aphone des poumons ; à une nouvelle impulsion de ces organes, simultanée à une contraction du larynx, le tuyau vocal abandonne la position d'articulation pour prendre celle qui correspond au son qu'on veut produire, et celui-ci sort modifié de la bouche, avec une explosion plus ou moins forte, suivant que l'articulation est elle-même forte ou douce, et il se prolonge ensuite comme son laryngien pur (1).

Si l'articulation est soutenue, le son laryngien est précédé du sifflement ou retentissement buccal propre à cette articulation. Si elle est muette, l'effet est moins sensible, parce que le léger souffle buccal qui se produit entre la position physiologique de la consonne et celle de la voyelle est en partie couvert par l'éclat de celle-ci. Ainsi diversement *estompées*, en quelque sorte, par les consonnes, les voyelles prennent cette multitude de nuances acoustiques qui leur permettent d'exprimer tous les mouvements de la pensée. Mais tous ces caractères accessoires des voyelles cessent d'être perceptibles à une faible distance ; les sons laryngiens seuls, effets d'un mouvement vibratoire puissant, se propagent au loin : d'où la nécessité d'articuler nettement et fortement les consonnes quand la parole doit être entendue à d'assez grandes distances.

Nous étudierons les articulations dans l'ordre de notre classification, c'est-à-dire des *labiales* aux *gutturales* et des *fortes* aux *douces*.

(1) Voir la remarque placée à la suite de la description des gutturales fortes.

NOTA. — Dans la parole à haute voix, les consonnes douces sont accompagnées de vibrations musculaires spéciales qui, jointes à la différence de force du souffle, servent à les distinguer des consonnes fortes. Nous les indiquerons dans les descriptions particulières. Ces vibrations se font sentir dans les régions sous-mentonnière, sous-maxillaire, gutturale, sternale et aux ailes du nez.

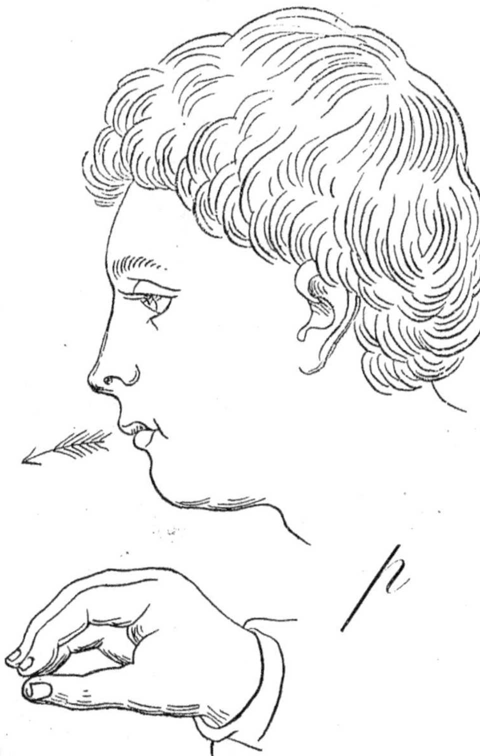

Labiales muettes

P. Les lèvres se rapprochent, pressent fortement l'une contre l'autre et ferment la cavité buccale ; l'air arrive aphone des poumons et gonfle les joues sans pouvoir s'écouler par le nez, fermé par le voile du palais ; l'impulsion augmente, les lèvres se séparent vivement pour prendre la position correspondante au son désiré, et celui-ci sort de la bouche avec une explosion forte et subite.

B. Mêmes dispositions que pour le *p*, mais à un degré moindre. Vibrations sous-mentonnières, qu'il est bon de faire percevoir par le sourd-muet, comme caractère distinctif.

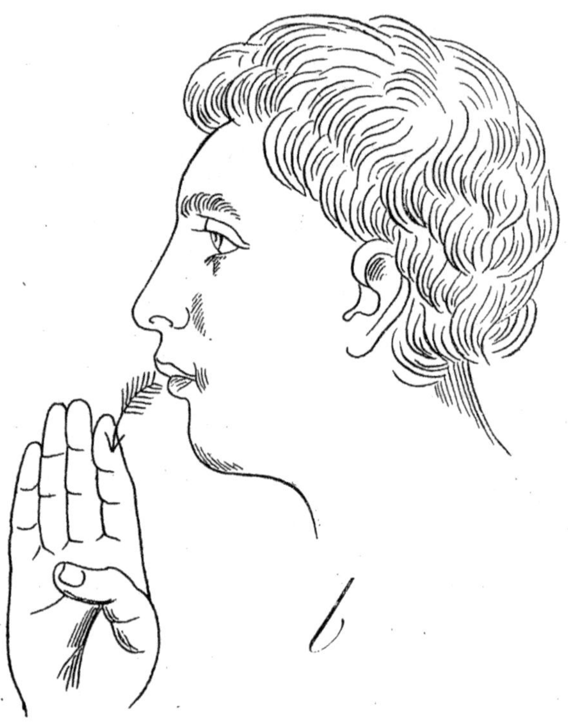

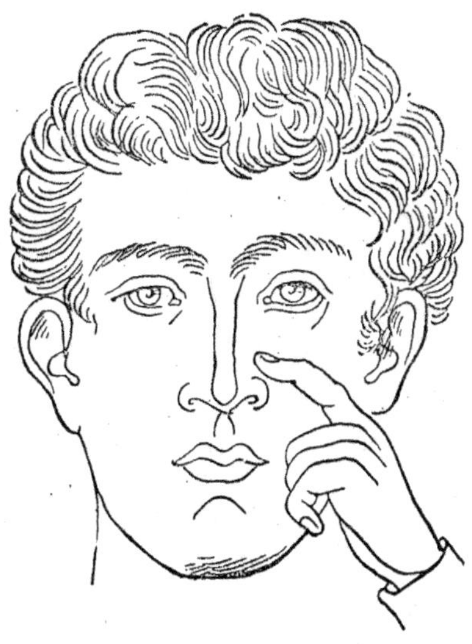

M. Mêmes dispositions que pour le *b*, mais à un degré plus faible. Résonnance nasale avec vibrations sous-mentonnières et aux ailes du nez, qu'il est bon de faire percevoir par le sourd-muet, comme caractère distinctif. — Un peu murmurante.

m

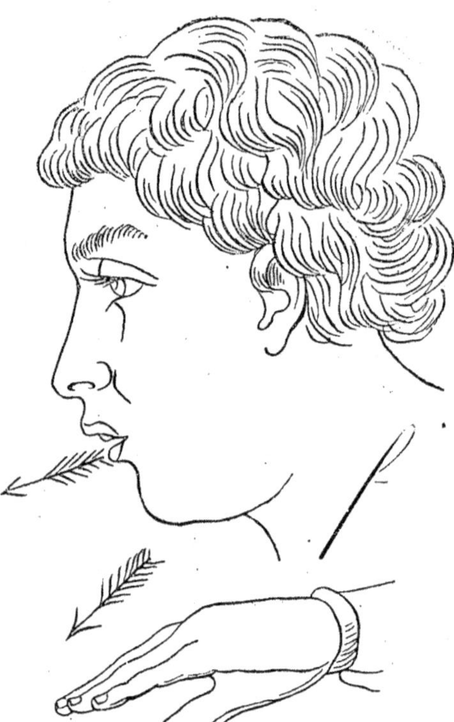

Labiales sifflantes

F. Ph. Les lèvres se rapprochent en laissant entre elles à la partie médiane, une ouverture linéaire à travers laquelle l'air s'échappe avec un léger sifflement. La lèvre inférieure est un peu portée en arrière, au point d'être légèrement mordue par l'arcade dentaire supérieure. Puis les organes prennent rapidement la position exigée par le son à produire, et celuici s'échappe avec explosion.

V. Mêmes dispositions que pour le *f*, mais lèvres contractées avec moins de force. Légères vibrations sous-mentonnières qu'il est bon de faire remarquer au sourd-muet, comme caractère distinctif.

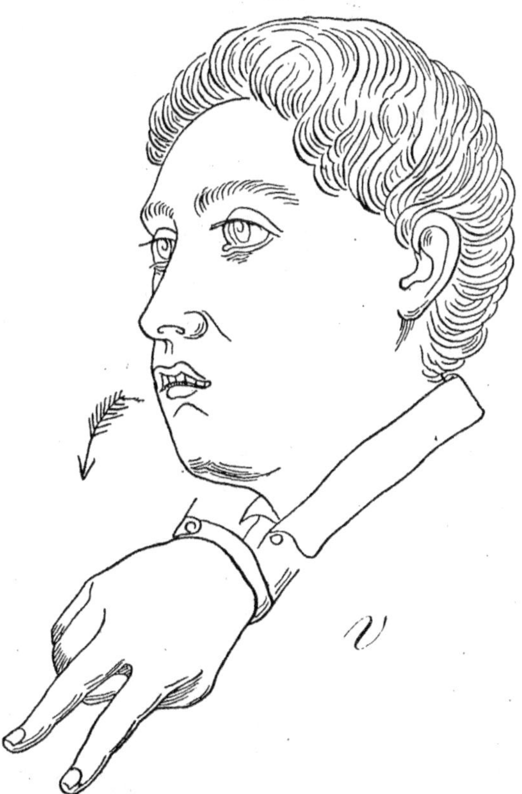

Linguales dentales muettes

T. La pointe de la langue s'aplatit et se place entre les dents de manière à faire saillie sous l'arcade dentaire supérieure qui la presse ; son dos se relève contre le palais et ferme le fond de la bouche, tandis que le voile du palais, porté en arrière, intercepte toute communication avec les fosses nasales ; de sorte que, malgré un effort violent d'expiration, l'air ne s'échappe ni par la bouche ni par le nez. Pendant ce temps, les lèvres sont écartées, leurs commis-

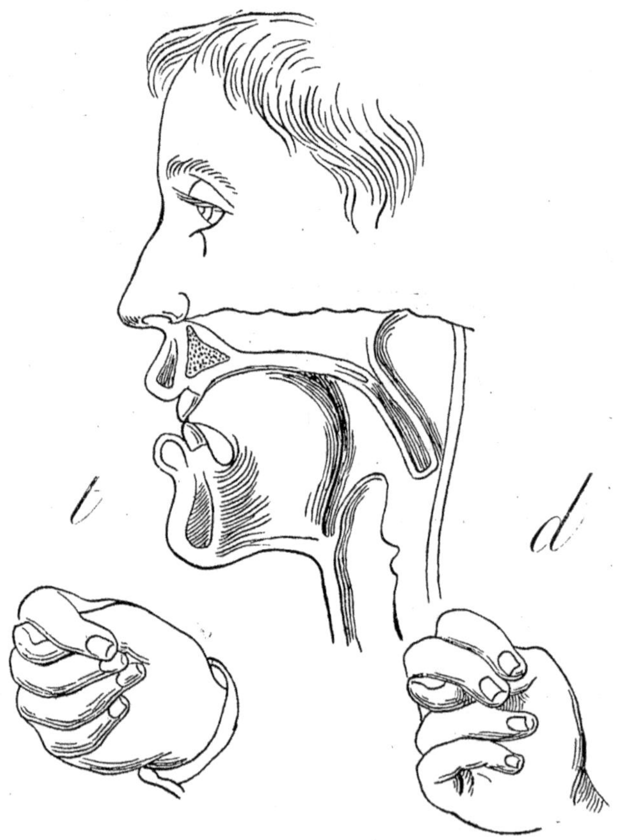

sures éloignées de manière à découvrir presque entièrement les deux arcades dentaires, comme pour l'émission de l'é. Puis les organes prennent rapidement la position du son désiré, et celui-ci s'échappe avec une vive explosion.

D. Mêmes dispositions que pour le *t*, mais toutes à un degré plus faible.

Légères vibrations sous-maxillaires qu'il est bon de faire remarquer au sourd-muet.

Linguales dentales sifflantes

S. Les arcades dentaires, les lèvres et la langue, se disposent comme pour l'*i*, avec cette différence toutefois que, pour la production de la voyelle, la langue

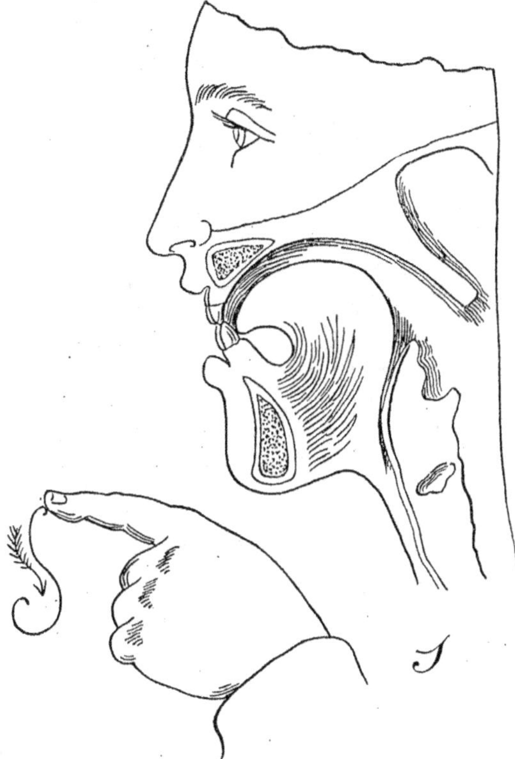

pousse contre le corps des incisives inférieures ; tandis que, pour l'articulation, elle se place derrière le tranchant des mêmes incisives, qu'elle presse fortement.

En outre, la différence des résultats acoustiques dans les deux cas vient :

1º De ce que la colonne d'air, douée d'une impulsion plus forte dans l'articulation *s*, s'échappe en sifflant entre la langue et les dents ;

Et 2º de ce que pour la production de l'*i*, le larynx se contracte, vibre et produit un son, tandis qu'il reste muet dans l'articulation.

Ensuite, comme toujours, les organes abandonnent rapidement la position d'articulation pour prendre celle du son à modifier.

Z. Les organes prennent la même position que pour le *s*, avec moins d'effort toutefois dans la langue et l'impulsion de la colonne d'air.

Vibrations sous-maxillaires et gutturales.

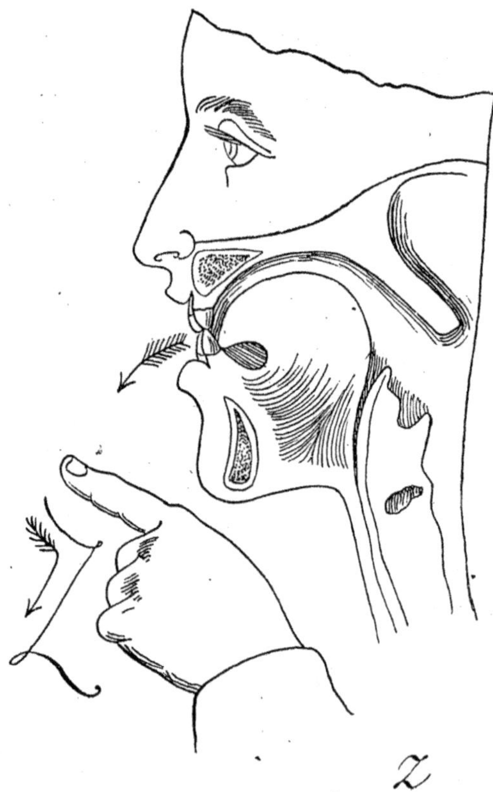

Linguales dentales nasales

N. Les mâchoires s'écartent, la pointe de la langue se relève et s'appuie contre le collet des incisives supérieures, de manière à fermer complètement le passage à l'air, qui s'écoule par le nez, où il retentit. Puis les organes prennent rapidement la position exigée par le son qu'on désire modifier.

Vibrations des ailes du nez et vibrations gutturales-laryngiennes.

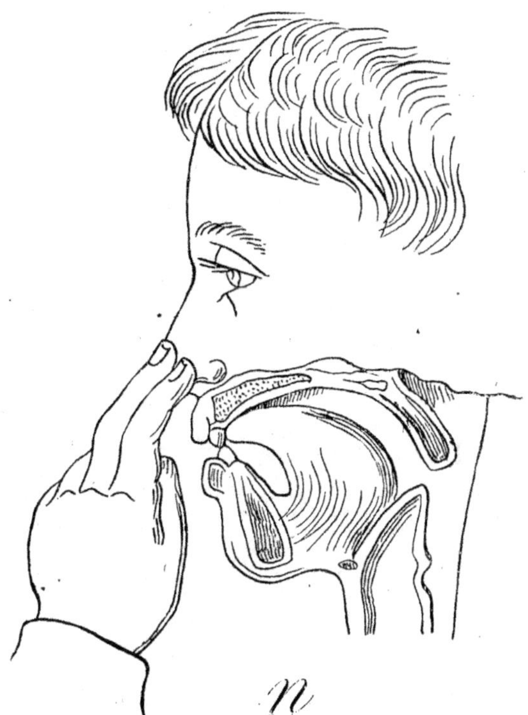

G-N. Les arcades dentaires se rapprochent au point de se toucher presque par le tranchant des incisives ; la langue pousse contre le collet des incisives inférieures, se relève en voûte, et ses bords font saillie entre les canines et les premières molaires. L'air est forcé de s'écouler par le nez, où il retentit. Puis les organes prennent tout à coup les positions correspondantes au son qu'on veut nasaliser.

Vibrations nasales et gutturales plus prononcées que celles du *n;* écartement plus fort des ailes du nez.

Pour les sourds-muets, on pourrait faire *gn = ni:* la différence acoustique serait à peine sensible,

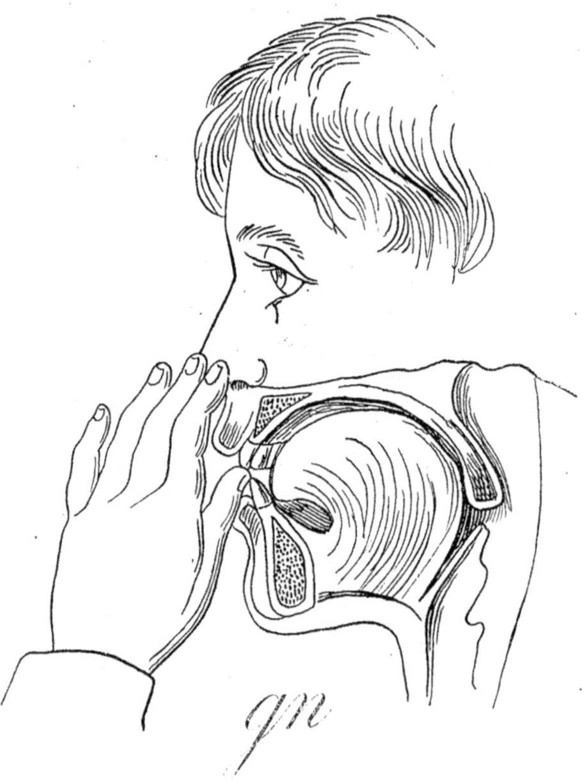

ILL. Mêmes dispositions que pour la voyelle *i*, très-douce, c'est-à-dire produite par une légère émission d'air. Puis les organes prennent la position correspondante au son qu'on veut produire, lequel est légèrement modifié par le son faible de l'*i*; ainsi, *illa* se prononce *ia*, mais l'*i* étant très-doux et déteignant, en quelque sorte, seulement sur le son *a*. L'*i* et l'*a* ne sont pas séparés, mais liés; ils forment diphthongue.

L'articulation *ill*, c'est-à-dire le *l* mouillé, a une autre valeur dans le style soutenu ; mais il est inutile de l'enseigner au sourd-muet.

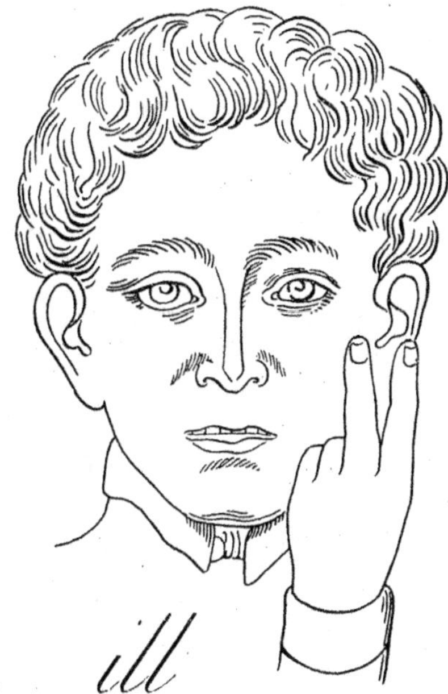

Cette valeur est *ili*, dans laquelle les deux *i* et le *l* intermédiaire sont très-doux et se fondent avec la voyelle qui suit.

Ainsi, avec la première valeur, le mot *bataillon* se prononce *bata-ion*, et *bata-ilion*, d'après la seconde.

Dans le premier cas, *ill* est une véritable voyelle simple.

LH. Dans un certain nombre de noms méridionaux, cette articulation a la valeur de *ill* ; tels sont Guilhem, Polhes, Paulhan.

Linguales palatales sifflantes

CH. Les arcades dentaires sont modérément rapprochées ; les lèvres se projettent en dehors, formant un large canal à angles mousses ; la langue s'élargit et se creuse en cuillère ; sa pointe se relève, se réfléchit et s'applique contre la voûte palatine, en arrière des racines des incisives supérieures. L'air, qui vient aphone des poumons, retentit dans la cavité buccale et fait entendre un sifflement en s'écoulant latéralement en deux jets, entre les bords de la langue et les arcades dentaires. Puis tout à coup les organes abandonnent cette position pour prendre celle du son à modifier.

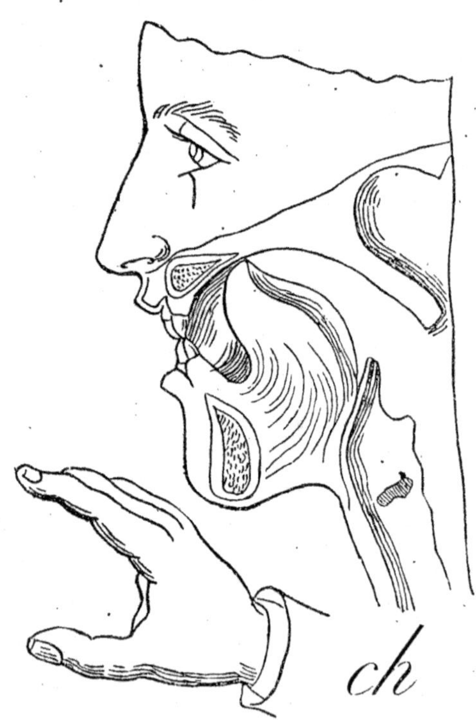

J. Positions analogues à celles de l'articulation précédente : arcades dentaires dans la même position ; projection des lèvres plus prononcée ; canal labial plus long, plus étroit et plus arrondi. La langue se creuse en gouttière ; sa pointe, un peu moins portée en arrière, s'appuie légèrement contre la racine

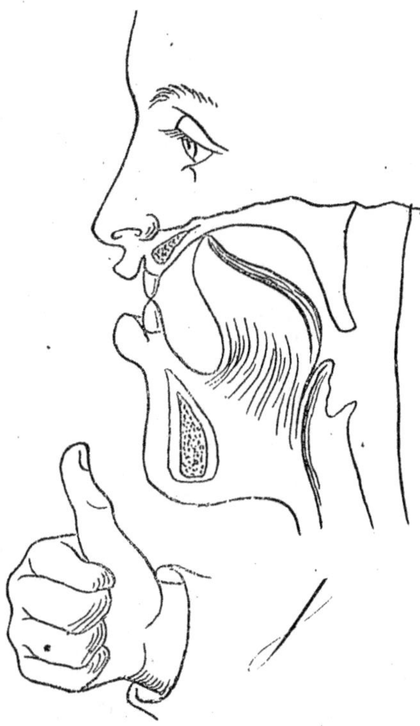

des incisives supérieures et se réfléchit. L'air vient aphone des poumons avec une force d'impulsion un peu moins grande, retentit dans la cavité buccale et fait entendre un sifflement plus doux en s'écoulant entre la pointe de la langue et les canines.

Vibrations gutturales et sous-maxillaires. C'est surtout par ces vibrations et le jet d'air plus doux, que les sourds-muets distinguent le *i* du *ch*.

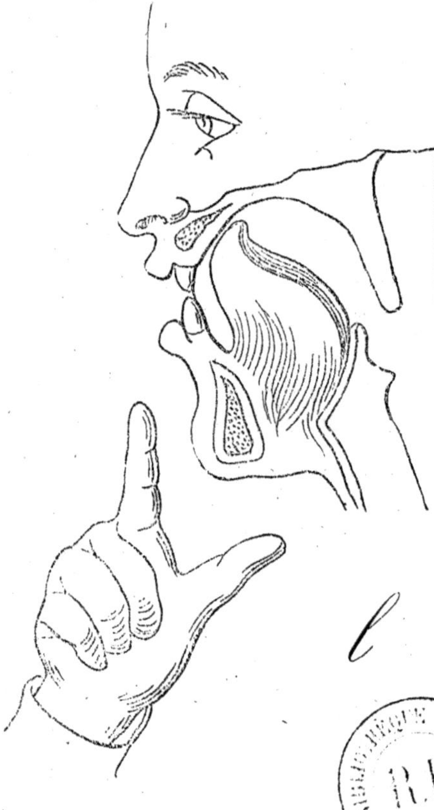

Linguales palatales murmurantes

L. Les arcades dentaires sont dans un écartement moyen ; les lèvres, appliquées contre les gencives, laissent les dents à découvert et forment une ouverture large et légèrement elliptique dans le sens des commissures ; la langue, un peu moins relevée que dans l'articulation *j*, appuie fortement contre la racine des incisives ; l'air s'écoule des deux côtés de la pointe avec un retentissement voilé. Puis, abandonnant rapidement leur position, les organes prennent celle du son qu'on veut émettre. Vibrations sous-maxillaires faibles, et gutturales plus fortes.

BIBLIOTHÈQUE NATIONALE R.F. IMPRIMÉS

R. Les arcades dentaires ont la même position que pour l'articulation *l*.

La pointe de la langue se relève et se porte sur le collet des incisives, un peu au-dessous, par conséquent, de sa position dans l'articulation précédente ; puis elle prend un mouvement vibratoire vertical très-rapide qui, frappant la colonne

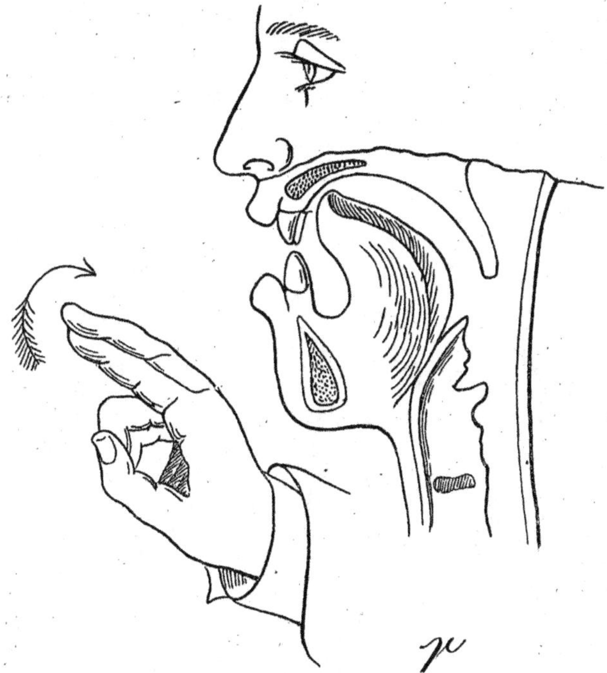

d'air émise, lui fait produire un roulement sourd. L'air s'échappe par une étroite ouverture située entre la pointe de la langue et la gencive.

Enfin, comme toujours, les organes abandonnent leur position pour prendre celle correspondante au son laryngien qu'on veut modifier.

Vibrations sous-maxillaires-gutturales plus fortes que celles du *l*.

Nota. — On parvient à faire produire le *r* par les sourds-muets :

1° En montrant sur soi-même les mouvements vibratoires de la langue ;

2° En faisant percevoir par le tact ce même mouvement, au moyen du dos de la main placée à la région sous-maxillaire et gutturale, au-dessus du larynx;

3° En faisant produire rapidement l'articulation *t*, appuyée sur une voyelle.

R *guttural*. L'articulation *r* peut aussi être produite par le mouvement vibratoire du voile du palais. Pour cela, la bouche s'ouvre comme pour le *r* lingual, la langue s'applique normalement sur le plancher de la bouche; alors on imprime un mouvement vibratoire au voile du palais, et le *r* guttural est produit.

Si, pendant que cette articulation s'accomplit, on examine le fond de la bouche, on voit en effet la pointe du voile du palais (la luette) se porter en avant sur la base de la langue, semblable à une frange, et exécuter des vibrations très-rapides. Le *r* guttural est celui des personnes qui grasseyent. On ne l'enseignera pas au sourd-muet, qui, du reste, a assez de tendance à le produire. Ce *r* est moins perceptible par la vue que le *r* lingual.

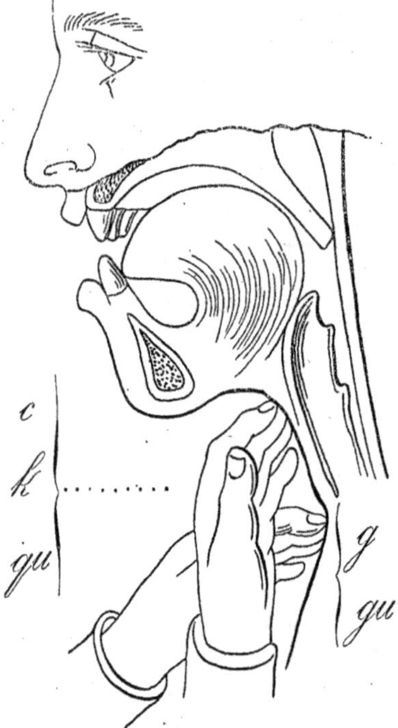

Gutturales

C, **K**, **Qu**. Ces trois articulations sont identiques. Pour les obtenir, il faut produire l'obturation de l'isthme du gosier au moyen de la langue. Nous arrivons physiologiquement à ce résultat par deux procédés :

1° Nous appuyons la pointe de la langue contre la racine des incisives inférieures: grâce à cette résistance, la langue se relève progressivement en voûte, depuis sa pointe jusqu'à sa base, qui ferme complètement l'isthme du gosier.

2° Nous faisons exécuter à la langue un mouvement de retrait vers le fond de la bouche, qui produit le même résultat.

Simultanément à l'un et à l'autre des deux mouvements indiqués, le voile du palais, porté en arrière, ferme les fosses nasales; de telle sorte que, malgré un violent effort d'expiration, l'air ne s'échappe ni par la bouche, ni par le nez; puis la langue, quittant brusquement sa position d'articulation, prend celle du son à modifier.

Nota.—Il importe de remarquer que, dans la production des gutturales, la position de la langue varie suivant la voyelle qu'il faut modifier, et absolument d'après la position même que prend cet organe pour l'émission de la voyelle.

Ainsi, quand la gutturale doit modifier les voyelles *i, é, u,* c'est-à-dire des voyelles aiguës, la pointe de la langue appuie plus ou moins fortement contre les incisives inférieures, et, grâce à cet appui, la base de l'organe se relève en voûte contre le palais (premier procédé) ; tandis que, lorsqu'il s'agit d'articuler les voyelles graves *è, a, e, ou, o, eu,* la langue se porte plus ou moins en arrière pour former l'isthme du gosier (deuxième procédé).

Il faut avoir égard à ces considérations, lorsqu'il s'agit de corriger des vices de prononciation se rapportant aux gutturales, ou d'enseigner les mêmes articulations aux sourds-muets.

Il en est de même de l'ouverture buccale.

Des observations analogues, moins importantes toutefois, doivent être faites à l'égard des autres espèces d'articulations.

Donc les organes, en se disposant pour l'articulation, se préparent déjà pour l'émission du son qui va suivre ; ce qui montre l'intime union de la voyelle et de la consonne, et combien il est rationnel, dans l'enseignement de la lecture, de supprimer toute appellation des consonnes autre que l'appellation physiologique.

Nota. — On parvient à faire produire les gutturales par le sourd-muet : 1° par l'exemple ; 2° en appliquant, au moyen des doigts, la langue sur le plancher de la bouche et la refoulant plus ou moins vers l'isthme du gosier ; 3° en faisant percevoir par la main l'effort musculaire qui se produit dans la région du gosier et dans les parois abdominales, un peu au-dessous du creux de l'estomac, comme cela a lieu dans l'action de rire ou dans les accès de toux.

Contrairement à l'opinion commune, les sourds-muets perçoivent assez bien par la vue les articulations gutturales, grâce aux contractions concomitantes qu'ils remarquent dans les muscles de la face de leur interlocuteur.

G, Gu. Mêmes dispositions que pour les articulations fortes *c, k, qu,* avec moins d'effort musculaire dans les organes. La langue quitte moins brusquement sa position d'articulation, et la colonne sonore sort avec moins de force des poumons et du larynx. Vibrations gutturales et sternales, au haut de la poitrine.

Nota. — Si l'on produit, en les appuyant sur un son, les articulations *ch, j, l, n, r, t, d, s, z, gn, ill, c, g,* et dans l'ordre où elles sont placées ici, on verra que la pointe de la langue décrit un arc dont l'extrémité supérieure se trouve à peu près au tiers antérieur de la voûte du palais, et l'extrémité inférieure à la racine des incisives inférieures, ou un peu en arrière, suivant la voyelle modifiée.

H. Cette lettre n'a aucune valeur phonétique ; elle ne répond à aucun mouvement des organes vocaux ; dans certains cas seulement, elle annonce un léger accident respiratoire, dont nous allons parler.

Elle correspond aux signes que les Grecs appelaient *esprits* (souffles) : *esprit doux* et *esprit rude.*

Il y a ainsi deux sortes d'*h :* l'*h muette* et l'*h aspirée*, ou plutôt l'*h expirée.*

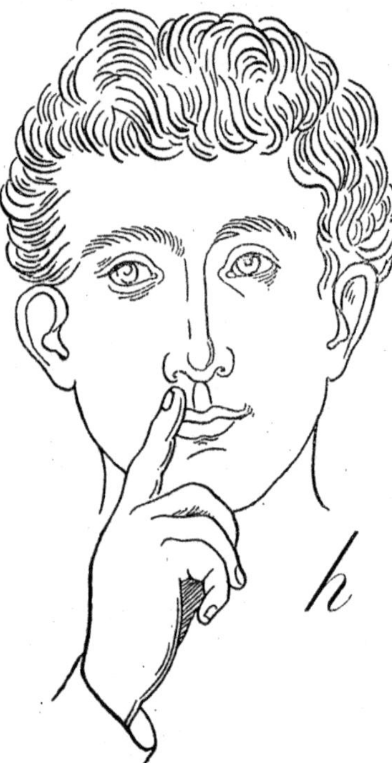

L'*h muette* indique que la voyelle qui suit doit être prononcée avec sa force ordinaire d'expiration, c'est-à-dire que l'*h muette* n'a aucune influence sur la prononciation de cette voyelle. Ainsi, l'*homme* se prononce l'*omme.*

L'*h aspirée* annonce :

1° Que la voyelle qui suit doit être prononcée avec une expiration (souffle) un peu plus forte que celle qui accompagne d'ordinaire son émission : la *haine,* le *héros ;*

2° Que la voyelle finale du mot qui précède ne doit pas s'élider : *la haine* et non *l'haine ;*

3° Que la consonne finale du mot qui précède ne doit pas se lier avec la voyelle qui suit. Ainsi, on doit prononcer sans liaison : *les | haines,* et non *lè zaines.*

L'usage seul apprend à connaître les deux espèces d'*h.*

L'*h* n'a jamais d'influence sur la prononciation de la voyelle qui précède : *ah! oh! eh!...*

Dans les interjections, l'expiration plus ou moins forte qui accompagne l'émission de la voyelle dépend du sentiment qu'elles expriment ; aussi, dans l'expression des sentiments violents, l'*h* doit-elle précéder la voyelle.

X. Cette lettre, sous sa forme simple, représente une articulation multiple, à la manière de *pr*, *fl*, *cr*, *ps*.....

Elle équivaut :

1° Ou à la réunion d'une *gutturale* et d'une *sifflante fortes* : *cs*, comme dans *axe*, qu'on prononce *ac-se* ;

2° Ou à la réunion d'une *gutturale* et d'une *sifflante douces* : *gz*, comme dans *examen*, qu'on prononce *eg-zamen*.

Cette consonne a encore d'autres valeurs que l'usage enseigne à connaître.

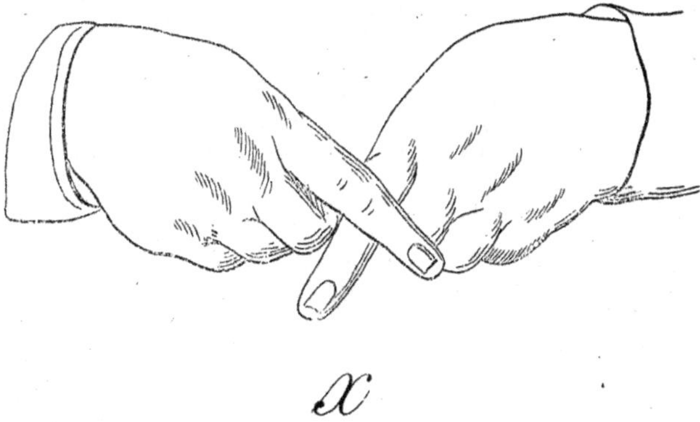

Articulations multiples antérieures

Les consonnes multiples représentent plusieurs mouvements successifs d'articulation. Pour les produire, il suffit de pousser une expiration aphone et de donner successivement aux parties du tuyau vocal les positions indiquées par chaque consonne, et de faire suivre la dernière de l'émission du son à modifier. L'air aphone, en s'écoulant à travers les organes pendant les positions d'articulation ou les instants rapides du passage d'une position à la suivante, produit des sifflements ou des retentissements divers, notes fugitives qui lient, comme en un seul tout acoustique, une succession de sons articulés, buccaux et laryngiens.

Il est bien entendu qu'il ne sera pas nécessaire d'exposer à l'enfant une si longue leçon : *Exemple bien accentué du maître et regard attentif de la part de l'élève*, et tout se produira sans effort, par une conséquence naturelle du jeu des organes.

Pra,	fra,	pli,	spa,	spri,	splen...
Pᵉra,	fᵉra,	pᵉli,	s⸍pa,	s⸍pri,	s⸍plen...

Articulations postérieures.

Ici les mouvements de phonation et d'articulation s'exécutent dans un ordre inverse du précédent. Dans celui-ci, les organes du tuyau vocal ont pris d'abord la position d'articulation, et le son s'est produit ensuite pour être modifié et se soutenir, plus ou moins longtemps après, à son état de pureté ; dans les articulations postérieures, le son commence par venir du larynx, et les organes d'articulation, entrant ensuite en mouvement, modifient ce son et en arrêtent complétement l'émission.

Il est à remarquer que, si l'articulation postérieure se trouve à la fin d'un mot et qu'elle doive se prononcer, elle est elle-même suivie du son *e*, car les organes modificateurs reprennent leur position normale, qui est précisément celle correspondant au son *e*; et ce son est peu sensible à cause de la faible impulsion de la colonne sonore à la fin de l'acte expirateur. Ainsi, *ap, of, al, it...* se prononcent *ap*ᵉ *of*ᵉ, *al*ᵉ *it*ᵉ... Il est même plus exact de dire que, le son laryngien s'éteignant complètement, c'est le son *e* purement buccal qui se fait entendre, comme nous l'avons fait observer plus haut, chapitre V.

Cette observation peut servir à nous expliquer pourquoi, dans la nouvelle appellation des consonnes dite *de Port-Royal*, on a choisi la voyelle laryngienne *e* pour servir de support aux articulations. Il nous semble en effet que ce son, correspondant à peu près à la position normale du tube vocal et se produisant presque instinctivement, devait obtenir la préférence sur les autres, tels que *a, i, o....* dont l'émission exige des mouvements exécutés avec intention et avec un certain effort. Aussi l'*e* est-il le son presque exclusif des muets qu'on n'a pas soumis à des exercices de phonation.

Articulations antéro-postérieures

Dans les articulations antéro-postérieures, les mouvements d'articulation précèdent et suivent l'émission du son.

L'appareil vocal doit donc exécuter un triple mouvement : deux mouvements d'articulation et un mouvement intermédiaire de phonation.

Inutile d'ajouter que les observations phonétiques faites ci-dessus, touchant les articulations antérieures et les articulations postérieures, s'appliquent entièrement aux articulations dont il s'agit ici.

Tel est l'admirable ensemble d'organes et de fonctions qui fait de l'appareil vocal de l'homme le plus parfait instrument de musique.

Essayons maintenant d'apprendre à notre élève à s'en servir, c'est-à-dire à produire des sons et des articulations, et d'en faire, chose plus merveilleuse encore, les signes de ses pensées et de ses sentiments.

CONCLUSION GÉNÉRALE

La parole à haute voix est composée de sons laryngiens et d'accidents buccaux, c'est-à-dire de voyelles et de consonnes (1).

L'appellation des voyelles et des consonnes étant faite comme nous l'avons indiqué, c'est-à-dire physiologiquement, il suffit :

1° Pour lire une syllabe, d'énoncer successivement les éléments de cette syllabe ;

2° Pour lire un mot, d'énoncer de même successivement tous les éléments de ce mot : les syllabes se forment d'elles-mêmes, naturellement, par suite du groupement physiologique des consonnes auprès des voyelles qui les précèdent ou qui les suivent.

On peut, d'ailleurs, si on le juge nécessaire, décomposer les mots en syllabes en soulignant celles-ci pendant les premières leçons, et puis indiquer à l'enfant, de la voix ou du geste, le ton à donner à chaque syllabe et à chaque mot.

Il suffirait donc d'un seul tableau pour enseigner à lire ; mais la multiplicité des signes équivalents, voyelles et consonnes, et la valeur exceptionnelle de plusieurs éléments graphiques, obligent à répartir ces éléments en un certain nombre de tableaux, afin de soulager la mémoire des enfants et de graduer les difficultés et les exceptions.

Nota. — Il est évident que, dans la lecture à voix basse, la voyelle buccale remplit le même rôle que la voyelle laryngienne, sur laquelle elle est greffée. Les consonnes restent les mêmes.

---

(1) Ainsi que nous l'avons fait remarquer, les voyelles buccales se greffent sur les sons laryngiens, permettent d'en continuer l'émission et forment avec eux les voyelles laryngiennes ; tandis que les autres phénomènes buccaux, les consonnes, ne peuvent pas se greffer sur les sons laryngiens, et en suppriment l'émission.

TROISIÈME PARTIE

PAROLE

De l'Enseignement de la lecture-écriture et de l'orthographe

INTRODUCTION

La notion que nous avons d'un être, d'une qualité ou d'un acte, se nomme *idée*.

Ainsi, connaître un *homme*, un *cheval*, c'est avoir l'*idée* d'un *homme*, d'un *cheval* ; et, ces connaissances acquises, *homme*, *cheval*...... sont des *idées*.

La connaissance d'un *homme grand* comprend deux idées : l'idée d'un être, *homme*, et l'idée d'une qualité, *grand*.

L'acte de notre intelligence par lequel nous attribuons à un être une qualité ou une modification quelconque constitue une *pensée*.

Ainsi ces affirmations : cet *homme est grand*, ce *cheval galope*, constituent des pensées.

Jouir ou souffrir, c'est éprouver des *sensations*, des *sentiments*, des *émotions*.

La voix, simple ou articulée, n'est qu'un phénomène acoustique.

Mais lorsque, par suite de conventions, la voix représente nos idées, nos pensées, nos sentiments, elle prend le nom de *parole*.

La parole est donc l'expression phonétique de nos idées, de nos pensées, de nos sentiments.

Exprimer ses idées, ses pensées, ses sentiments par la voix, cela se nomme *parler*.

Nos idées sont représentées, ou par des sons simples, ou par des sons articulés, c'est-à-dire par des *syllabes*.

Toute syllabe ou réunion de syllabes représentant une idée se nomme *mot*.

Les mots sont les signes de nos idées.

Une série de mots représentant une pensée se nomme une *proposition*, une *phrase*.

La parole est un art merveilleux dont aucune histoire n'indique l'origine, si ce n'est la Bible, qui nous enseigne que la parole est un don divin.

Mais l'homme a successivement accru le domaine de ses idées, et par suite les mots de son vocabulaire, par les découvertes de son esprit.

La parole se transmet de génération en génération.

La mère l'enseigne d'instinct à son enfant.

Mais la parole est fugitive ; la mémoire la plus heureuse n'en garde qu'imparfaitement le souvenir. L'expérience du vieillard, si chèrement acquise, était perdue pour ses descendants, ou ne leur était transmise par la tradition orale que plus ou moins altérée.

D'autre part, l'ouïe ne perçoit la parole qu'à de faibles distances ; et la communication des pensées avec les absents était impossible.

Aussi l'homme, dès l'origine des temps, a-t-il cherché à saisir la parole, à la fixer sur le marbre et l'airain. L'histoire fait mention des efforts tentés à cet égard par les savants d'Égypte et de Babylone, et elle a gardé le souvenir de Cadmus, important en Grèce quelques caractères de l'alphabet phénicien.

L'art de fixer la parole se nomme l'*écriture*.

Traduire l'écriture en parole ou simplement en pensées, cela s'appelle *lire*.

L'apparition de l'écriture dans le monde ancien produisit certainement plus d'émotion que de nos jours n'en a produit la découverte, pourtant si merveilleuse et si utile, de la photographie et du télégraphe électrique.

Grâce à elle, les inventions des savants de l'antiquité, les chants des poëtes, les discours des orateurs et les hymnes sacrés des peuples, sont parvenus jusqu'à nous.

Par l'écriture, les générations ne sont plus restées étrangères les unes aux autres, le passé ne s'est plus perdu dans la nuit des temps, l'homme a connu ses ancêtres ; la science, accrue de siècle en siècle, est devenue le patrimoine commun de l'humanité ; et maintenant l'homme peut communiquer avec ses semblables séparés de lui par les plus grandes distances.

Si, de nos jours, l'art de l'écriture et celui de la lecture ont perdu de leur éclat, tout humbles qu'ils sont, ils n'ont rien perdu de leur importance ; ils sont toujours comme une barrière ou une porte au seuil de la science en général. Autrefois, privilége de quelques adeptes, qui mettaient de longues années à leur initiation, ces deux arts sont rapidement enseignés aujourd'hui aux plus jeunes enfants, et jusque dans les campagnes les plus reculées.

La parole et l'écriture sont deux expressions corrélatives de la pensée : l'une projette la lumière qui émane de l'intelligence ; l'autre est le papier sensibilisé où la pensée vient graver son image.

Dans les circonstances ordinaires, la parole précède l'écriture ; cependant l'une peut indifféremment précéder l'autre. L'enfant qui jouit de la plénitude de ses sens débute par la parole ; le sourd-muet commence par l'écriture, ou, même mieux, il apprend à la fois l'écriture et la parole.

Dans tous les cas, l'écriture doit coordonner ses éléments à ceux de la parole, son aînée, et cela d'après les conventions que nous avons exposées dans les chapitres consacrés à l'étude de la voix.

Donc, pour enseigner à parler, à écrire et lire simultanément, on fera connaître à la fois, *phonétiquement* et *graphiquement*, d'abord les *sons simples*, puis les *sons articulés*, c'est-à-dire les *syllabes ;* enfin les *mots.*

1° Enseignement des sons simples

On émettra un son en indiquant à l'élève les formes correspondantes du tube vocal ; on fera répéter les mêmes choses par l'élève ; puis on tracera sur le tableau noir le signe graphique du son, c'est-à-dire la voyelle ; l'élève l'écrira aussi et le prononcera.

Ainsi, dès ce moment, trois notions seront indissolublement unies dans l'esprit des enfants : le *son*, la *disposition des organes vocaux* et leur *représentation graphique.*

L'une de ces notions rappellera les deux autres.

On peut encore faire représenter, si on le désire, les sons et les articulations au moyen de signes manuels, comme on le fait ordinairement pour les sourds-muets ; c'est un moyen de plus d'association d'idées et d'exercice musculaire pour les enfants.

2° Enseignement des sons articulés

Le maître prononcera les sons articulés, puis indiquera successivement et dans l'ordre d'émission, les formes du tube vocal correspondant aux articulations et aux sons.

L'élève répétera les mêmes mouvements en produisant simultanément une émission d'air.

L'effet désiré arrivera sans effort, par une conséquence naturelle du jeu des organes.

On fera les mêmes choses avec les signes de l'alphabet manuel.

Le maître tracera les signes graphiques ou lettres sur le tableau noir, en indiquant successivement à quels mouvements d'organe chacun correspond : l'élève apprendra ainsi l'appellation physiologique des consonnes comme il a appris celle des voyelles.

L'élève écrit à son tour et prononce.

On dictera, soit de vive voix, soit par le simple mouvement des lèvres ou par les signes manuels ; on variera les exercices autant qu'il est possible.

3° Enseignement des mots

Jusqu'ici les exercices vocaux, graphiques et manuels, n'ont été qu'une pure gymnastique préparatoire à l'enseignement de la parole et de la lecture. Il faut, du mécanisme vocal et graphique, passer à la parole et à l'écriture, double expression de la pensée. Il faut éveiller et développer l'intelligence, intéresser l'élève.

Par conséquent, dès qu'il connaît assez de syllabes pour former les noms, désigner les qualités et les actes des objets placés sous ses yeux, ou de leurs images, le maître s'empressera de montrer ces objets ou ces images, d'en prononcer les noms, les qualités, d'en indiquer les actes, et d'écrire et de faire écrire sur le tableau noir ces idées acquises. Il sera même mieux de provoquer l'enfant à indiquer lui-même ces noms, ces qualités, ces actes.

Les mots écrits devront être traduits en parole, c'est-à-dire lus, comme l'ont été les sons et les syllabes des exercices précédents.

Ainsi que nous l'avons déjà dit, pour lire un mot, il suffit d'énoncer successivement tous les éléments de ce mot d'après l'appellation physiologique : les syllabes se forment d'elles-mêmes par suite du groupement naturel des consonnes auprès des voyelles. Au reste, pour rendre plus facile à l'enfant ce travail inverse d'analyse, on décomposera les mots en syllabes en soulignant celles-ci, jusqu'à ce que l'élève soit en état de les décomposer lui-même, aptitude qu'on se hâtera de lui faire acquérir.

Dans l'emploi des signes graphiques, on peut se servir des *caractères imprimés* ou des *caractères manuscrits*. Mais l'usage de ces derniers et leur tracé simultané sur le tableau noir, l'ardoise ou le cahier, permettent d'enseigner à la fois à lire et écrire à l'élève, ce qui hâte ses progrès et seconde puissamment la discipline de l'école.

Grâce à l'emploi des caractères manuscrits, le maître dirige l'éducation de ses élèves par le choix des exercices ; l'enseignement de l'orthographe marche de pair avec celui de la lecture et de l'écriture ; car bien que la syllabe soit lue comme un tout acoustique, l'enfant, par le mouvement senti de ses organes, en fait sciemment l'analyse physiologique et phonétique, et reproduit synthétiquement après cette syllabe par l'écriture. Aussi les progrès en orthographe sont-ils rapides.

L'écriture, en tant que mécanisme, étant un art d'imitation, on devra toujours en tracer les caractères avec soin: les élèves reproduiront peu à peu fidèlement l'écriture du maître. Au reste, les élèves seront soumis aux exercices ordinaires d'écriture.

La méthode de lecture-écriture, dont nous venons d'indiquer les bases, a été employée avec succès pour l'éducation de sourds-muets, de parlants devenus sourds, d'entendants-parlants, d'entendants arriérés, ainsi que pour la correction des vices de prononciation.

Elle est employée depuis plus de vingt ans à l'École primaire, annexée à l'École normale de Montpellier, où elle produit d'excellents résultats.

Elle est réellement *naturelle,* car elle repose sur des principes physiologiques et acoustiques vrais.

Nous donnons ci-après, dans une série de six tableaux, avec des explications pour leur emploi, l'ordre qu'il convient de suivre dans l'application de cette méthode.

Nous avons déjà formé (II⁰ partie, chap. V) le tableau général des voyelles et des consonnes, afin de donner au maître l'ensemble des éléments de la parole et de la lecture.

Pour l'aider encore dans la pratique, nous annexons aux tableaux de lecture, des tableaux de vignettes des touches vocales, servant d'alphabet de phonation et d'articulation, où, à côté de chaque son et de chaque articulation, est placée une vignette indiquant la position correspondante que prennent les organes vocaux.

L'examen attentif de ces vignettes et la lecture du chapitre VI de la II⁰ partie, où ces vignettes sont déjà produites, guideront le maître sur les dispositions à donner aux organes vocaux des élèves, pour la formation des sons et des articulations et la correction des vices de prononciation dont ils pourraient être affectés.

A côté des vignettes de prononciation, nous avons placé les signes d'un alphabet manuel représentant les mêmes sons et les mêmes articulations.

Cet alphabet est celui de l'abbé de l'Épée, déjà inséré dans notre livre sur l'éducation des sourds-muets ; mais nous l'avons modifié pour lui faire représenter les voyelles et les consonnes polygraphiques, les voyelles nasales, et pour mettre, autant que possible, les signes manuels en harmonie avec les mouvements ou les dispositions des organes vocaux.

Nous en donnons l'explication ci-après.

Mais nous faisons remarquer que l'emploi de cet alphabet est purement facultatif, surtout pour l'enseignement des entendants-parlants.

Nota — Il est bon d'enseigner aux enfants le nom des diverses parties du corps, de la tête et de la main surtout, parce qu'il sera question de ces parties dans le cours des exercices : *tête, face, oreilles, front, joues, nez, lèvres, dents : dents incisives, canines, molaires ; couronne des dents, racine, collet ; langue, palais...... main : doigts, pouce, index, majeur, annulaire, petit doigt... ; phalanges : première phalange, 2ᵉ, 3ᵉ.*

EXPLICATION DE L'ALPHABET MANUEL DANS SES RAPPORTS AVEC LA METHODE NATURELLE (1)

Voyez successivement les vignettes et le tableau général des sons et des articulations.

Nota. — En même temps qu'on fera les signes manuels (voyelles ou consonnes), on devra donner aux organes vocaux les dispositions indiquées par les vignettes de prononciation.

Voyelles

A. Le signe manuel de *a* indique que la bouche doit être grande ouverte, de telle sorte qu'on pourrait y faire entrer le poing.

O. Le signe manuel de *o* indique la rondeur de l'ouverture que doivent former les lèvres.

Il indique aussi la forme graphique du son.

U. Le signe manuel de *u* indique que les deux lèvres doivent se porter en avant.

Il indique aussi les deux branches du signe graphique.

E. Le signe manuel de *e* indique que la bouche doit être moyennement ouverte.

É. Signe manuel de *é*. L'ouverture de l'*e* rétrécie par l'abaissement de l'index indique un son plus aigu.

Graphiquement, la position de l'index représente la direction de l'accent aigu.

È. Signe manuel de *è*. L'ouverture de l'*e* agrandie par le relèvement de l'index indique un son plus grave, l'*è* ouvert.

L'index relevé indique la direction de l'accent grave.

I. Le signe manuel de l'*i* indique que les arcades dentaires doivent se toucher et les lèvres former une fente longue et étroite comme le petit doigt.

Il rappelle l'unique branche du signe graphique.

Y. Le signe de l'*i* renversé signifie *y*.

Eu, œu. Ces deux voyelles sont représentées par le signe manuel de l'*e* avec un mouvement descendant de la main.

Ce mouvement indique que le tube vocal s'allonge, que le larynx descend et que le son devient plus grave.

Ou. Ce signe manuel indique que les lèvres doivent s'arrondir comme pour l'*o* et se porter en avant comme pour l'*u*.

Il réunit le signe manuel de l'*o* et celui de l'*u*.

Oi. Le signe manuel de *oi* répond à la représentation graphique de *oi* (o — i) ; mais *oi* représente phonétiquement deux sons *eu-a*.

(1) Si l'on ne doit pas se servir de l'alphabet manuel, on passera immédiatement à l'article suivant : Instructions pour l'usage des tableaux de lecture.

Eo. Se représente par le signe de l'*o*.

Ô.
Au.
Eau. ⎫ Se représentent par le signe de l'o avec un mouvement d'abaissement de la main, qui indique un son rendu plus grave par l'allongement du tube vocal ou l'abaissement du larynx.

Ai.
Ei. ⎬ Se représentent par le signe de l'*é*.

Ais.
Eis.
Ait.
Aient. ⎬ Se représentent par le signe de l'*è*.

Voyelles nasales

Ces voyelles sont représentées par le signe manuel de la voyelle simple correspondante, et par un mouvement de la main vers le nez pour en indiquer la nasalité.

Ainsi la voyelle nasale *an* est représentée par le signe de la voyelle simple *a*, et par un mouvement de la main vers le nez.

Dans la vignette, la direction de ce mouvement est indiquée par une flèche.

Il en est de même pour la voyelle nasale *on*.

Voyez la manière de produire phonétiquement la nasalité (2° partie, chapitre V).

AIN
EIN
IN ⎬ sont des voyelles équivalentes qui se représentent par le signe de l'*è* et par le mouvement de nasalité indiqué plus haut.

AN
EN ⎬ sont des voyelles nasales équivalentes qui se représentent par le signe manuel de l'*a* et par le mouvement de nasalité.

EUN
UN ⎬ sont des voyelles nasales équivalentes. On les représente par le signe manuel de *eu* et par le mouvement de nasalité.

OIN se représente par le signe manuel de *oi* et par le mouvement de nasalité.

Les nasales *am*, *om*.... et autres terminées par *m*, se représentent respectivement par le signe manuel de l'*a*, de l'*o*.... et par le mouvement de *m*.

Eléments exceptionnels voyelles

AIL = **a-i** se représente par les signes successifs de l'*a* et de l'*i*.

EUIL
UEIL
ŒIL ⎬ = **eu-i** se représentent par les signes manuels de *eu* et de *i*.

EIL = **é-i** se représente par les signes de l'*é* et de l'*i*.

OUIL = **ou-i** se représente par les signes manuels de *ou* et de *i*.

Consonnes

LABIALES EXPLOSIBLES : P, B, M.

P (forte). Signe manuel. Tous les doigts réunis indiquent le gonflement des joues et la vive explosion de l'air qui en est la conséquence.

Le jet d'air rapide qui s'échappe de la bouche est indiqué par la vive projection du poing horizontalement en avant.

Ce mouvement doit être immédiatement suivi de l'émission du son à modifier, accompagné de son signe manuel :

pa, po, pu.....

NOTA. — Ce mouvement doit se faire simultanément avec l'émission de la consonne, et avec plus ou moins de vivacité selon que la consonne est forte ou douce; et, dans tous les cas, l'émission de la voyelle à modifier suit immédiatement, avec son signe manuel :

B (douce). Les 4 doigts réunis (tous moins le pouce) indiquent un gonflement des joues moins considérable. Le jet d'air, moins fort, est indiqué par la main décrivant d'un mouvement moins rapide une courbe descendante, suivie du signe manuel et de l'émission du son à modifier.

ba, bo, bi . . .

M (plus douce). Les trois derniers doigts réunis indiquent un gonflement des joues plus faible que les précédents.

L'index posé sur le nez signifie qu'il faut produire un léger murmure nasal.

Puis la main décrit une courbe descendante suivie du signe manuel et de l'émission du son à modifier.

LABIALES SIFFLANTES : F, PH, V.

F. ⎞ fortes équivalentes. La main, placée d'abord horizontalement à la hauteur du
PH. ⎠ menton, s'abaisse comme pour exercer une pression sur le panneau supérieur d'un soufflet.

Ce mouvement est suivi du signe manuel et de l'émission de la voyelle à modifier.

V (douce). Ce signe manuel indique à la fois un léger écartement des lèvres, et la forme graphique de la consonne.

Le mouvement de la main et le jet d'air sont plus doux que pour le **F**.

DENTALES : T, D.

T (forte). Le pouce placé entre l'index et le majeur représente la langue placée entre les deux arcades dentaires.

Mouvement horizontal de projection de la main suivi du signe manuel et de l'émission de la voyelle.

D (douce). Le pouce placé entre le majeur et l'annulaire indique encore la position de la langue entre les deux arcades dentaires ; mais la main décrit d'un mouvement lent une courbe descendante suivie du signe et de l'émission de la voyelle.

Dentales nasales : N, GN, ILL

N... L'index et le majeur posés sur les ailes du nez indiquent la nasalité de cette consonne ainsi que les deux branches du signe graphique.

Mouvement de projection de la main, suivi du signe manuel et de l'émission de la voyelle à modifier.

GN... Le pouce posé sur les dents de la mâchoire inférieure indique que la pointe de la langue doit se recourber en bas derrière les incisives, tandis que les autres doigts appuyés sur le nez signifient qu'il faut nasaliser.

Puis, mouvement et signe manuel de la voyelle, comme à l'ordinaire.

ILL... Cette consonne a la valeur de l'*i* bien adoucie.

Les deux doigts placés à côté de la bouche indiquent les deux *l* qui suivent l'*i* dans le signe graphique.

Linguales-dentales sifflantes : S, Z

S (forte). Produire le sifflement du *s*, et tracer en même temps dans l'air, avec l'index, le signe graphique de cette articulation.

Faire suivre immédiatement du signe manuel et de l'émission de la voyelle à modifier.

Z (douce). Produire le sifflement du *z* et tracer en même temps dans l'air, avec l'index, le signe graphique de cette articulation.

Immédiatement après, signe manuel et émission de la voyelle.

Linguales-palatales sifflantes : CH, J

CH (forte). Les quatre doigts relevés en arc au-dessus du pouce indiquent que la langue doit se relever vers le haut du palais.

Dans cette position de la langue, l'air s'échappe avec force.

Puis, mouvement vif de la main en avant, suivi du signe manuel et de l'émission de la voyelle à modifier.

J (douce). Dans ce signe, le pouce indique aussi le relèvement de la langue vers le palais, mais un peu moins haut.

L'air s'échappe avec moins de force que dans l'articulation *ch*.

Puis la main décrit une courbe descendante, suivie du signe manuel et de l'émission de la voyelle.

Linguales-palatales : L, R

L. Ce signe indique le relèvement de la langue contre le palais, avec un léger murmure.

Puis, signe manuel et émission de la voyelle.

R. L'index et le majeur superposés imitent le mouvement de la roue. En même temps la langue vibrant produit un roulement sourd suivi du signe manuel et de l'émission de la voyelle à modifier.

$$\text{Gutturales :} \begin{cases} \text{C, K, QU (fortes)} \\ \text{G, GU (douces)} \end{cases}$$

C
K
QU } fortes équivalentes. La main posée sur le gosier indique qu'il y a là un obstacle qui, malgré un violent effort de la poitrine, empêche l'air de sortir par la bouche et par le nez. Puis, l'obstacle cessant tout d'un coup, l'air s'échappe avec force pour frapper le son qui vient après.

Simultanément, la main se porte vivement en avant, et ce mouvement est immédiatement suivi du signe manuel et de l'émission de la voyelle à modifier.

Nota. — Les trois articulations ci-dessus, équivalentes physiologiquement, diffèrent cependant par leur signe graphique. Pour les distinguer à ce point de vue dans le langage manuel ou dans les corrections d'exercices d'orthographe, on peut convenir que :

Le *c* sera représenté par l'index posé sur le gosier ;

Le *k* par l'index et le majeur,

Et le *qu* par toute la main, également posée sur le gosier.

G
GU } douces équivalentes.

Ces deux gutturales étant douces, on les distingue des précédentes en posant la main un peu plus bas, à la base du cou, sur le sternum, qui vibre.

Puis le mouvement de la main est suivi du signe manuel et de l'émission du son à modifier.

On peut même les distinguer l'une de l'autre, en représentant le *g* par l'index appuyé sur la base du cou et le *gu* par l'index et le majeur ou toute la main posée sur la même partie.

X = { **CS** (deux fortes).
{ **GZ** (deux douces). Nous représentons cette consonne par les deux index mis en croix.

C'est une analogie avec la forme graphique et la valeur phonétique composée de la voyelle. Puis, tandis que les organes vocaux produisent les deux éléments de la consonne multiple, les deux doigts se séparent vivement.

Le signe manuel et l'émission de la voyelle à modifier suivent immédiatement.

H. Cette consonne n'a aucune valeur phonétique ; aussi la représentons-nous par le signe du silence, c'est-à-dire par l'index posé sur la bouche.

La voyelle qui suit doit donc se prononcer comme si elle était seule.

Ici se termine l'explication de l'alphabet manuel ; nous passons aux instructions pour l'emploi des tableaux d'articulation et de lecture.

INSTRUCTIONS PARTICULIÈRES

POUR L'USAGE DES TABLEAUX D'ARTICULATION ET DE LECTURE

Nota.— Ces tableaux sont des guides pour le maître. La leçon se donne sur le tableau noir, où les *tableaux-guides* sont reproduits partiellement ou en totalité, d'après les besoins, et en caractères manuscrits.

Le maître doit prononcer distinctement et bien connaître les dispositions et les mouvements des organes vocaux (lèvres, dents, langue, etc.), nécessaires pour produire les sons et les articulations (1).

1er Tableau

Ce tableau se compose de deux parties :

1o Phonation ou enseignement des voyelles ;

2o Articulation ou enseignement des consonnes et des sons articulés.

1re Partie. — Phonation

ou mise en action des touches vocales-voyelles

Eveillez l'attention des enfants sur ce que vous allez faire.

Donnez à votre bouche la disposition correspondante au son *a*, par exemple, et produisez ce son.

Montrez la vignette de la voyelle *a*.

Ecrivez sur le tableau noir la lettre *a*, qui par convention représente ce son.

Faites répéter les mêmes choses par les enfants.

Désormais trois notions sont indissolublement associées dans l'esprit des enfants : le *son*, la *disposition correspondante des organes vocaux* et *leur représentation graphique*. L'une de ces trois notions rappellera les deux autres.

Notez bien que *ou*, *eu* sont des voyelles simples ; qu'il faut par conséquent les prononcer d'un seul coup de voix avec leur valeur phonétique simple, comme dans *ouvrir*, *euphonie*, et non par l'émission successive de leurs éléments graphiques.

Notez aussi que *oi* est une diphthongue se prononçant *ou-a*. Elle est placée à la suite des voyelles simples, parce qu'elle est seule de son espèce.

On peut encore faire représenter le son *a* par le signe manuel placé à côté de la vignette de la touche vocale : ce sera une nouvelle notion qui s'associera

---

(1) Voir plus haut, 2e partie, chap. VI et vignettes des touches vocales. De plus, ayez sous les yeux le 1er tableau, pour suivre les explications qui s'y rapportent ; et ainsi pour les autres.

aux trois précédentes, et les rappellera à son tour, en même temps qu'elle déterminera un mouvement musculaire utile aux enfants (1).

Exercices

Tantôt dictez le son, tantôt donnez à vos organes la disposition correspondante au son, mais sans émission, et l'élève devra produire le son et l'écrire sur le tableau noir.

Montrez de même le signe manuel, et les enfants devront le reproduire par la voix et l'écriture.

Variez ces exercices, et ne passez à la voyelle suivante que lorsque les premières seront bien connues.

Pour devoir, donnez à copier sur l'ardoise ou le cahier la matière de la leçon.

Ne vous préoccupez pas des principes d'écriture ; l'écriture, en tant que mécanisme, est un art d'imitation ; peignez toujours bien, et vos élèves reproduiront peu à peu exactement votre écriture. Toutefois, corrigez les défauts d'exécution. Au reste, rien ne s'oppose à ce que vous soumettiez vos élèves aux exercices ordinaires d'écriture, outre les devoirs donnés(2).

Chaque jour revenez sur les leçons précédentes, afin de bien graver dans la mémoire les choses déjà apprises.

Ne passez aux articulations que lorsque les élèves liront bien les voyelles et les écriront passablement.

II° Partie. — Sons articulés

ou mise en action des touches vocales consonnes. Articulations antérieures

Dans ce tableau et les suivants, les articulations sont disposées par espèces physiologiques, c'est-à-dire *labiales*, *dentales*, etc., et dans l'ordre de *fortes* et de *douces*, que le maître fera distinguer par la force du souffle qui vient des poumons, reçu sur le dos de la main.

Si vous avez affaire à des sourds-muets, faites distinguer encore par le tact les *douces* et les *fortes*, au moyen des vibrations musculaires qui accompagnent l'émission des consonnes *douces* (3).

Ne donnez aucun nom aux consonnes ; elles n'en ont pas dans l'acte de la parole.

(1) Si l'on ne veut pas faire usage de l'alphabet manuel, on n'aura pas égard, dans ce qui va suivre, à ce qui est relatif à cet alphabet.

(2) Faites surtout exécuter les exercices qui ont pour objet de donner de la souplesse à la main, tels que le tracé assez rapide de sortes de volutes ou séries d'*o* concentriques, le tracé de séries de *pleins* et de *déliés* raccordés par le haut et par le bas, comme le dernier élément du *n*.

(3) Voir II° partie, chapitre VI, consonnes.

Désignez-les seulement par les dispositions ou les mouvements d'organes qui leur correspondent, si elles sont complètement muettes ; et à la fois par ces dispositions et les murmures ou les sifflements qui leur sont particuliers, si elles sont *murmurantes* ou *sifflantes*.

C'est là l'appellation physiologique ; et c'est dans le but de la faire mieux remarquer que les consonnes *isolées* sont placées en tête de chaque série de syllabes qu'elles contribuent à former.

Passons aux applications.

Voulez-vous produire la syllabe *pa,* par exemple ? Remarquez qu'il y a deux mouvements à exécuter, ou deux touches vocales à mettre en jeu : celle de la consonne et celle de la voyelle.

Donnez d'abord à vos organes vocaux la position indiquée par la consonne : gonflez vos joues ; soutenez et augmentez l'effort d'expiration. Puis abandonnez rapidement la position d'articulation pour prendre celle qui correspond à la voyelle *a,* et celle-ci sortira modifiée de votre bouche avec une forte explosion.

Écrivez la syllabe *pa* sur le tableau noir.

Reprenez, et faites bien remarquer aux élèves que la position d'articulation est représentée par *p,* et le son par *a.*

On peut procéder autrement : On donne d'abord aux organes vocaux la position du *p,* et l'on écrit cette consonne ; puis on donne aux organes la position de la voyelle, et l'on écrit *a* à la suite de *p ;* enfin on prononce *pa.*

Dans les deux cas, les élèves apprennent successivement l'appellation physiologique des consonnes comme ils ont appris celle des voyelles, et connaissent ainsi toutes les *touches* de leur *clavier vocal.*

Faites modifier de la même manière toutes les voyelles par la touche du *p* en écrivant successivement les syllabes *pi, pé, pè....* sur le tableau noir.

Faites reproduire toutes ces syllabes par l'écriture, sur le tableau, l'ardoise ou le cahier.

Procédez d'une manière analogue pour les séries suivantes de syllabes.

Enseignez à lire sur vos lèvres les voyelles, les consonnes, les syllabes, les mots, surtout s'il s'agit de sourds-muets.

Veillez avec soin à ce que les élèves donnent à leurs organes vocaux les positions indiquées : c'est la condition indispensable pour faire acquérir une bonne prononciation ; et si quelques-uns d'entre eux présentent des vices de langage, il faut les corriger. Pour obtenir ces résultats, faites, comme nous venons de le dire, bien disposer les organes, en donnant à la fois le conseil et l'exemple ; et si c'est nécessaire, placez une spatule, le doigt de l'enfant ou le vôtre, dans la bouche, pour assujettir la langue, etc. (Voir plus loin, 4ᵉ partie, *Correction des vices de prononciation.*)

Pour représenter la syllabe *pa* par les signes manuels, faites avec la main le signe du *p,* en même temps que vous gonflez les joues ; et lorsque l'explosion du son va se produire, lancez la main en avant et faites le signe manuel de l'*a* ou de toute autre voyelle, en la prononçant.

Si la consonne est douce, comme *b, m, v, z...*, au lieu de projeter vivement la main, on adoucit le mouvement en décrivant une courbe dirigée en bas (1).

Si la consonne est soutenue, comme *f*, par exemple, la voyelle est précédée du sifflement ou retentissement particulier à cette consonne.

Exercices pour chaque leçon

1. *Exercices d'intelligence.* — Dès que les élèves connaissent quelques syllabes, écrivez sur le tableau noir des noms et des phrases qu'ils puissent former avec ces syllabes, et faites lire.

Les tableaux-guides présentent en regard des exercices préparés dans ce but.

Expliquez les mots et les phrases, et placez, autant que possible, sous les yeux des élèves, les objets en question ou leurs images.

2. *Exercices d'orthographe.* — Dictez les syllabes d'abord, puis les mots et les phrases déjà lus.

3. *Analyse physiologique des syllabes.* — Prononcez des syllabes: *pa... fo... tu...*, et faites exécuter, successivement et sans émission de son, les mouvements des organes vocaux qui concourent à les former.

Puis, indiquant les lettres tracées sur le tableau noir ou formées avec les signes de l'alphabet manuel, vous inviterez les élèves à produire les mouvements et les dispositions des organes vocaux qui leur correspondent.

Par cette gymnastique physiologique, les élèves apprennent à se servir de leurs organes vocaux comme ils le feraient d'un instrument quelconque de musique, et ils associent parfaitement dans leur esprit les sons, les articulations, les mouvements des organes et les signes graphiques ou manuels correspondants.

Comme exercice inverse de synthèse, faites reproduire par l'écriture sur le tableau les syllabes analysées.

Faites de même pour les mots.

Ces exercices constituent une véritable épellation des éléments des syllabes et des mots, qui favorise singulièrement les progrès en orthographe.

4. *Exercices d'écriture.* — Faites copier sur l'ardoise ou le cahier les syllabes et les mots qui ont servi aux exercices de la leçon.

5. Quand la matière du premier tableau sera bien connue des élèves, vous ferez bien de leur enseigner à distinguer les *voyelles* et les *consonnes*. Pour cela, il suffit de former deux groupes de ces lettres et de leur dire simplement: celles-ci se nomment *voyelles*, celles-là *consonnes;* et de leur faire ensuite dési-

____

(1) Voir les vignettes et les explications de l'alphabet manuel.

gner les unes et les autres dans des séries de lettres ou de mots dans lesquelles ces lettres sont mêlées. Remarquez que les deux groupes *voyelles* et *consonnes* existent dans le 1ᵉʳ tableau.

Cette connaissance servira à leur faire connaître plus tard les cas où le *s* prend la valeur de *z: rose, case.*

On remarquera que des vides existent dans ce tableau, à la place où les consonnes *c, g* auraient été placées devant les voyelles *e, é, è..... i, y.* C'est que, dans ces cas, les consonnes *c* et *g* cessent d'être des *gutturales* pour devenir des *sifflantes*; et qu'il ne convient pas de troubler, par de hâtives dérogations à ce qui a été enseigné, l'esprit encore mal affermi des enfants.

L'étude des principales exceptions a été placée au sixième tableau; toutefois on peut, par anticipation, faire connaître peu à peu ces exceptions, si on le juge convenable.

Dès les premiers exercices de lecture, appliquez-vous à donner une bonne intonation aux enfants. Le ton de la lecture doit être celui de la conversation. L'exemple est le moyen le plus efficace : lisez les mots, lisez les phrases, et faites répéter par les élèves, tantôt ensemble, tantôt séparément. Ce procédé orphéonique conduit rapidement à de bons résultats.

2° Tableau

ARTICULATIONS MULTIPLES

La dernière consonne du groupe peut seule modifier la voyelle qui suit. Les autres s'énoncent toutes avec leur valeur physiologique et dans l'ordre où elles sont écrites.

Par conséquent, faites donner successivement aux organes du tuyau vocal les positions correspondant à chaque consonne, et faites suivre la dernière de l'émission du son à modifier.

Opérez ainsi sur la première syllabe du tableau, et puis successivement sur toutes les autres :

pla, pli, plé.....

Vous pouvez faire lire ces syllabes en employant les signes de l'alphabet manuel.

Soumettez les élèves à tous les exercices indiqués au tableau précédent : exercices de lecture et d'écriture, d'analyse et de synthèse physiologiques, en faisant bien compter les dispositions prises ou à prendre par les organes vocaux, c'est-à-dire le nombre de touches vocales, consonnes et voyelles mises ou à mettre en jeu, suivant que la syllabe étudiée est prononcée ou écrite ; exercices de lecture sur les lèvres, d'orthographe, d'intelligence, etc.

3° **Tableau**

Ce tableau contient :

1° Les voyelles simples équivalentes ;
2° Les articulations antérieures de ces voyelles.

Ce tableau, sauf la différence de forme des voyelles, ne diffère pas du 1ᵉʳ et du 2° ; et, lorsque les élèves connaissent bien ces voyelles simples polygraphiques (à plusieurs lettres), ils n'éprouvent aucune difficulté à les combiner avec les consonnes.

1. — Enseignez d'abord les voyelles équivalentes polygraphiques, en remarquant bien que ces voyelles, quoique formées de plusieurs signes, représentent des sons simples.

Aussi gardez-vous bien de faire prononcer séparément les lettres qui les composent. Vous devez au contraire les faire prononcer d'un seul coup, avec leur valeur phonétique réelle (1).

Ainsi les voyelles :

a
ea } se prononcent *a*.
â

NOTA. — *â* est plus grave que *a*. On obtient la gravité du son en abaissant un peu plus la mâchoire inférieure.

é
ai
ei
eai } Se prononcent *é*.
œ
è
ê
ais
ait
aient

Se prononcent *è ;* *ê* est un peu plus grave que *è*. Abaisser un peu plus la mâchoire pour obtenir la gravité.

Quoique les trois dernières syllabes ne soient rigoureusement pas des voyelles, nous les plaçons ici, à cause de la similitude de prononciation qu'elles ont avec les deux autres.

e
eu } Se prononcent *e ;* toutefois *eu*, *œu*, sont plus graves que *e*. La gravité s'obtient en abaissant la mâchoire inférieure.
œu

____

(1) Plus tard, lorsque les élèves sauront bien lire, vous pourrez, dans les exercices d'orthographe, faire énoncer séparément les éléments graphiques de ces voyelles.

Nota. — Ne confondez pas *œu* avec *œ*, qui est l'équivalent de *é : œsophage*.

o, ô ⎫
eo, au ⎬ Se prononcent *o*, comme si elles étaient formées d'une seule lettre.
eau ⎭

Nota. — Les trois dernières : *ó, au, eau*, sont un peu plus graves que o. Pour obtenir la gravité, abaissez la mâchoire inférieure.

oi ⎫
eoi ⎬ Se prononcent *oi* (ou-a).

Oi est réellement une voyelle multiple, une diphthongue, car elle exige deux positions différentes et successives de la bouche pour être prononcée.

Nota. — Ay = ai-i, ey = ei-i, oy = oi-i : *pays, moyen*.

On peut dire aux enfants que *y*, dans le corps d'un mot après une voyelle, vaut deux *i*. Mais cette valeur cesse à la fin des mots : *bey, dey*. — *Y* ne vaut qu'un *i* simple au commencement et à la fin des mots : Yeuse, Bercy; et dans le corps des mots après une consonne : Système.

2° *Exercices d'articulation antérieure des voyelles équivalentes*

Ces exercices se font identiquement comme ceux du 1er et du 2° tableau, ces voyelles ayant une valeur phonétique simple.

Nota. —Exercices d'intelligence, de lecture, d'écriture, d'orthographe, comme aux tableaux précédents.

4° **Tableau**

—

2 PARTIES

1° *Exercices d'articulation postérieure*

Ici les mouvements de phonation et d'articulation se font dans un ordre inverse de celui des trois tableaux précédents.

Écrivez, par exemple, la syllabe *ap* sur le tableau noir.

Que l'élève produise le son *a* et le soutienne ; qu'il donne ensuite tout à coup à ses organes vocaux la position correspondante à la consonne *p* : la syllabe phonétique sera formée.

Faites de même pour le reste de la série

ap, ip, up, oup, op, eup, ep....,

et successivement pour les autres séries de syllabes.

Remarquez que la voyelle *e*, formant syllabe avec une consonne qui suit, a la valeur de *è* : ermite, herbe. A cause de cette exception, réservez l'enseigne-de ces syllabes pour la fin de cette partie du tableau.

La même voyelle *e* se prononce *è* devant une consonne redoublée, quoiqu'elle ne forme pas syllabe avec cette consonne : *pelle* = pè-lle, *selle* = sè-elle, *pierre* = piè-rre.

Il en est de même lorsque *e* se trouve devant les consonnes multiples *x*, *sp*, *spr*, *st*, *sc*, *pt*, *ill*...: *excès, esprit, estimer, abeilles*. Notez, toutefois, qu'on pourrait dire que le premier élément de ces consonnes redoublées ou multiples se détache pour former syllabe avec *e* : on rentrerait ainsi dans le premier cas. Cela simplifierait au moins les difficultés pour les enfants.

La finale *es* se prononce *ès* dans les mots d'une syllabe : *mes, tes, ses, les, tu es;* — elle se prononce *e* dans les mots de plusieurs syllabes : *hommes, livres*.

2° *Exercices d'articulation antéro-postérieure*

Ici les mouvements d'articulation précèdent et suivent l'émission du son.

Il faut donc faire exécuter un triple mouvement à l'appareil vocal et dans l'ordre indiqué par la position des lettres. L'effet phonétique s'obtient ainsi sans difficulté :

par, fil, pour, cœur...

Si la voyelle était précédée de plusieurs consonnes, on ferait comme il a été dit au deuxième tableau :

flos, fleur, scrupule...

Si la voyelle était suivie de plusieurs consonnes qui ne fussent pas nulles dans la prononciation, il suffirait, pour les faire entendre, de laisser l'air aphone s'écouler, et de donner successivement aux organes vocaux les positions correspondantes à ces consonnes :

Kars, Mars.

5° **Tableau**

—

3 PARTIES

1° *Voyelles nasales*

Pour prononcer les voyelles nasales, il faut d'abord prononcer la voyelle laryngienne; et pendant l'émission du son, rapprocher peu à peu les arcades dentaires et faire exécuter à la langue un léger mouvement de retrait vers le fond de la bouche :

an, on....

Mais il faut remarquer que, dans plusieurs nasales, la voyelle laryngienne simple n'a pas sa valeur ordinaire; ainsi :

en = an, *in* = ein, *un* = eun

2º *Articulation antérieure des voyelles nasales*

Les voyelles nasales n'ont que des articulations antérieures :

pan, son, pain, plan, fron....

Nota. — Cette partie n'est évidemment qu'une extension du 1er et du 2º tableau.

3º *Consonnes simples polygraphiques et exercices de combinaison avec les voyelles*

Cette partie n'est qu'une extension du 1er tableau et du 4º.

Ces consonnes ayant la valeur d'une consonne simple, il faut bien se garder d'énoncer successivement les lettres qui les forment. Il faut, au contraire, leur donner d'un seul coup leur véritable valeur, en disposant les organes comme il convient. (*Voir* les vignettes.) Les enfants les apprennent aussi facilement que les consonnes simples monographiques ; aussi pourrait-on sans inconvénient les placer dans le 1er tableau.

pha, phi, phos, cha, char, gnar...

Faites ensuite les exercices d'intelligence, d'orthographe et d'écriture, indiqués dans les tableaux précédents.

6º **Tableau**

Ce tableau comprend cinq parties :

La première partie, *valeur exceptionnelle de quelques voyelles*, et la deuxième, *valeur exceptionnelle de quelques consonnes*, n'ont pas besoin d'explications.

La troisième a pour but de répondre aux préoccupations des personnes qui se demandent comment les enfants, qui ont appris à lire par les caractères manuscrits, pourront lire dans les livres.

Ce résultat est très-facile à obtenir, et le plus souvent les enfants y arrivent d'eux-mêmes, sans qu'on leur prête aucune aide, à cause de la ressemblance de forme d'un grand nombre de lettres manuscrites et de lettres imprimées.

Voici, d'ailleurs, le moyen bien simple à employer :

Lorsque les enfants savent bien lire l'écriture manuscrite, on écrit sur le tableau noir la série des voyelles, puis celle des consonnes, et l'on trace au-dessous, en les faisant correspondre, les mêmes lettres en caractères imprimés. On reproduit ensuite la matière des tableaux de lecture, partiellement ou en totalité. Après deux ou trois séances, les enfants sont parfaitement en état de lire dans un livre.

Il est bien entendu que ce livre doit être à la portée de l'intelligence des enfants.

La quatrième partie a pour objet de faire connaître aux enfants les diverses appellations des lettres, pour leurs besoins ultérieurs.

Il y trois appellations principales : *l'appellation physiologique, l'ancienne appellation* et *l'appellation* dite *de Port-Royal.*

Les voyelles n'ont qu'une seule appellation, qui est l'appellation physiologique ou acoustique.

Il n'y a d'exception que pour la voyelle *y*, qui, dans l'ancienne appellation, est désignée sous le nom de *i grec.*

Il suffit donc d'indiquer les trois appellations des consonnes.

A cet effet, on superpose trois fois la série des consonnes, et l'on fait désigner les lettres de la première série d'après l'appellation physiologique ; celles de la deuxième, d'après l'ancienne appellation ; celles de la troisième, d'après l'appellation de Port-Royal.

Enfin ce tableau comprend la série de toutes les lettres, voyelles et consonnes, disposées dans l'ordre universellement adopté, et connu sous le nom d'*alphabet.*

Les élèves devront apprendre l'alphabet par cœur, à cause du besoin qu'ils en auront pour les recherches de dictionnaire et pour d'autres usages.

NOTA. — Nous avons placé dans ce dernier tableau l'étude des éléments exceptionnels, voyelles et consonnes ; car il ne convient pas de troubler, par trop de dérogations à ce qui a été enseigné, l'esprit encore mal affermi des enfants. Au reste, rien n'empêche de faire connaître par anticipation, et peu à peu, les plus simples de ces exceptions, si on le juge convenable (1). L'enfant ne peut bien apprendre les autres que par l'usage, et à mesure que son intelligence plus développée comprend mieux la valeur des mots et des phrases. Comment peut-il savoir, si ce n'est par l'usage, que telles lettres finales sont nulles, comme dans les mots, doi*gt*, regar*d*, ils chant*ent* ? Comment lui enseigner, si ce n'est par l'intelligence du sens, la différence de prononciation dans les exemples suivants :

Les poules couv*ent* dans le couv*ent* ;

Nous por*tions* des por*tions* ;

Les vice-présid*ents* présid*ent* en l'absence du présid*ent*, etc. ?

(1) Voir ce qui est dit au bas du 1er tableau et autres

TABLEAUX

D'ARTICULATION ET DE LECTURE

ORTHOPHONIE

1ᵉʳ Tableau

Notá 1. — Ce tableau et les suivants sont des guides pour le maître. Ils sont composés en caractères imprimés; mais ils doivent être tracés graduellement sur le tableau noir par le maître en caractères manuscrits, et reproduits de même par les élèves sur le tableau noir, l'ardoise ou le cahier. (Voir les instructions pour l'emploi des tableaux.)

1º Voyelles simples

a   i   é   è   u   e   ou   o   eu   oi

y

1º *Articulations antérieures*

Nota 2. —La consonne isolée, placée à gauche de chaque série de syllabes, indique qu'il faut désigner d'abord chaque consonne par son appellation physiologique, comme on l'a fait pour les voyelles. (Voir les instructions et les vignettes des touches vocales.)

Consonnes simples.

	a	i	é	è	u	e	ou	o	eu	oi
p	pa	pi	pé	pè	pu	pe	pou	po	peu	poi
b	ba	bi	bé	bè	bu	be	bou	bo	beu	boi
m	ma	mi	mé	mè	mu	me	mou	mo	meu	moi
f	fa	fi	fé	fè	fu	fe	fou	fo	feu	foi
v	va	vi	vé	vè	vu	ve	vou	vo	veu	voï
t	ta	ti	té	tè	tu	te	tou	to	teu	toi
d	da	di	dé	dè	du	de	dou	do	deu	doi
s	sa	si	sé	sè	su	se	sou	so	seu	soi
z	za	zi	zé	zè	zu	ze	zou	zo	zeu	zoi
ch	cha	chi	ché	chè	chu	che	chou	cho	cheu	choi
j	ja	ji	jé	jè	ju	je	jou	jo	jeu	joi
l	la	li	lé	lè	lu	le	lou	lo	leu	loi
r	ra	ri	ré	rè	ru	re	rou	ro	reu	roi
k	ka	ki	ké	kè	ku	ke	kou	ko	keu	koi
c	ca	»	»	»	cu	»	cou	co	»	coi
g	ga	»	»	»	»	»	gou	go	»	goi
h	ha	hi	hé	hè	hu	he	hou	ho	heu	hoi
	ah	ib	éh	hè	uh	eh	ouh	oh	euh	oih

Nota 3. — Les voyelles *ou*, *eu*, doivent se prononcer d'un seul coup, comme dans *ouvrir, euphonie.* *Oi*, diphthongue, se prononce *ou-a*. — $C = S$ devant e, é, è, i, y ; devant les mêmes voyelles, g = j. *H* n'a pas de valeur phonétique; par conséquent la voyelle qui précède ou qui suit se prononce comme si elle était seule. — On pourrait continuer ce tableau par les consonnes simples polygraphiques, ph, gn. ill, qu, gu. (Voir le 5e tableau.) *S* entre deux voyelles se prononse z. — Ç = S : façade. Une consonne redoublée se prononce comme la simple : pomme, balle ; cependant le double CC se sépare devant un e ou un i : accès = ac-cès, accident = ac-cident. Il en est de même pour le double *g* : suggérer. (Voir le 6ᵉ tableau pour ces exceptions et d'autres. Le maître est juge du moment opportun pour l'enseignement de ces diverses exceptions.)

Exercices de lecture

Nota. — Pour faire lire un mot, il suffit de laisser l'élève énoncer successivement tous les éléments de ce mot d'après l'appellation physiologique : les consonnes se groupent naturellement autour des voyelles pour former les syllabes. On peut du reste souligner les syllabes pendant les premières leçons.

Voici les principes de la décomposition syllabique :

1er principe. Toute consonne initiale, simple ou multiple, forme syllabe avec la voyelle qui suit : *lune, frère*.

2me principe. Toute consonne, simple ou multiple, intermédiaire à deux voyelles, forme syllabe avec la voyelle qui suit : *aménité, abri*.

Ces deux principes s'appliquent spécialement aux exercices du 1er, du 2me et du 3me tableau.

papa. pipe. la pipe de papa. papa fume sa pipe. père. mère. rave. olive. une olive amère. la mère de rené. jujube. une jujube. rené a une jujube. café. le café. le pilote. le navire. le pilote du navire. la rame du navire. pelote. julie a une pelote. julie dévide une pelote. une rivière. papa a passé la rivière. la rive de la rivière. la pâle lumière de la lune. une lumière vive. une étoile. la vive lumière de l'étoile. le voile de marie. la voile du navire. le coucou. éloi a vu le coucou. le joujou d'irénée. la poupée de julie. le cheveu. le neveu. dieu. adèle adore dieu. la divinité. bobine. limonade. farine. mathieu a bu de la limonade. amélie fera de la colle de farine. la coiffe de caroline. félicité a acheté une jolie boîte. pâte. Pâté. pâtisserie. la patte de la poule. l'âne utile. rené a cassé une jolie carafe. irénée a bu du thé. ah ! irénée, te voilà, je te salue, je salue ma mère. anatole a vu une pyramide. marie a de la vanité. ma mère achètera de la toile. ma mère fera une chemise de toile. l'amitié de ma mère, le père de désiré a vu une vipère. la vipère, bête venimeuse. gare la vipère! gare-toi de la vipère! le père de thérèse a tué une vipère. avare. l'avarice de numa a été punie. la·pelisse de la petite eugénie. l'arabe kabyle habite la kabylie. Le zouave. le suave café de moka. le courage du zouave. la zibeline. la chicorée. eusèbe a bu une tasse de chicorée amère. une tulipe. le khédivo. kilo. le lavabo. le kalife. le képi. le kina. la zizanie. le zèle de basile. ta mère a donné une pêche à geneviève. la jeune émilie lira la page. la façade de l'école. l'école chôme le jeudi. amédée a acheté une pioche à la foire. une bêche. lazare piochera, bêchera. amédée a tué une bécasse. une bécassine. émile ira à la foire de la ville. le zéro. la charité de marie. la capote du zouave. holà! ha! ah! oh! ho! la rose. une rose rouge. la capitale. eulalie visitera la capitale. théodore a vu le coucou. le genou. le calice de la tulipe. la tomate rouge. une poire douce. la rosée de la nuit. une hache. une huche. une bûche. une souche. une housse. la houssine. zachée se jucha à la cime du sycomore. synode. synovie. polygone. syllabe. myriade, myriopode, myopie. odyssée. zóa. zébu. zéolithe.

A I E U O P B M F V T D S Z N J L R C K G H
a i c u o p b m f v t d s z n j l r c k g h

Nota. — Lorsque les élèves auront appris les lettres majuscules, le maître fera reprendre les exercices de lecture en mettant des majuscules initiales aux mots qui en exigent.

ORTHOPHONIE

2º Tableau

a i é è u e ou o eu oi

Combinaison des consonnes multiples avec les voyelles simples

Nota. — Pour chaque syllabe, faites donner successivement aux organes vocaux la position correspondante à chaque lettre : consonnes et voyelle.

pla	pli	plé	plè	plu	ple	plou	plo	pleu	ploi
bla	bli	blé	blè	blu	ble	blou	blo	bleu	bloi
fla	fli	flé	flè	flu	fle	flou	flo	fleu	floi
cla	cli	clé	clè	clu	cle	clou	clo	cleu	cloi
gla	gli	glé	glè	glu	gle	glou	glo	gleu	gloi
pra	pri	pré	prè	pru	pre	prou	pro	preu	proi
bra	bri	bré	brè	bru	bre	brou	bro	breu	broi
fra	fri	fré	frè	fru	fre	frou	fro	freu	froi
vra	vri	vré	vrè	vru	vre	vrou	vro	vreu	vroi
tra	tri	tré	trè	tru	tre	trou	tro	treu	troi
dra	dri	dré	drè	dru	dre	drou	dro	dreu	droi
cra	cri	cré	crè	cru	cre	crou	cre	creu	croi
gra	gri	gré	grè	gru	gre	grou	gro	greu	groi
spa	spi	spé	spè	spu	spe	spou	spo	speu	spoi
spla	spli	splé	splè	splu	sple	splou	splo	spleu	sploi
spra	spri	spré	sprè	spru	spre	sprou	spro	spreu	sproi
sfra	sfri	sfré	sfrè	sfru	sfre	sfrou	sfro	sfreu	sfroi
scla	scli	sclé	sclè	sclu	scle	sclou	sclo	scleu	scloi
scra	scri	scré	scrè	scru	scre	scrou	scro	screu	scroi
sta	sti	sté	stè	stu	ste	stou	sto	steu	stoi
stra	stri	stré	strè	stru	stre	strou	stro	streu	stroi
pta	pti	psé	psè	pnu	pne	mnou	mno	smeu	smoi
csa	csi	csé	csè	csu	cse	csou	cso	cseu	csoi
xa	xi	xé	xè	xu	xe	xou	xo	xeu	xoi
gza	gzi	gzé	gzè	gzu	gze	gzou	gzo	gzeu	gzoi
cta	cti	cté	ctè	ctu	psa	psou	smo	pneu	mnoi

Nota. — Chl = cl : chlore. Chr = cr : chrome. Sch = ch : schal.

Exercices de lecture

Une plume. Du plâtre. Une clôture. Une trappe. Le prêtre dit la prière. Le frère de papa ira à la ville. Le prêtre va à l'église dire la prière. La fenêtre de l'église. Caroline a crié de sa fenêtre. La cabane du pâtre. La farine du blé. La clé du frère de Rosalie. Émile a visité une grotte. Une grenade mûre. Une grappe. Une rafle. Le frère de Julia fera le triage du fruit. Votre frère sonne la cloche. Lucie a glané du blé. La tribu de Juda. La cuisinière a brûlé le rôti. Adèle écrira à sa mère. Julie a brûlé la page d'écriture de René. Justine a frotté la table. Élisa décrassera sa robe. Anatole se gratte à la tête. La flamme a brûlé la figure de Stanislas. La flûte d'Eustache. Eustache achètera le lustre. Justine flatte sa mère. La cravate de Jérôme a été salie. La vive lumière a bruni le visage de Félicité. La probité du frère de Clarisse sera proclamée. Ma mère m'a donné du sucre. René a déplié sa cravate. Honoré va à sa place. Kilomètre. Kilogramme. Kilolitre. Une spatule. Une spirale. La spiritualité de l'âme. La statue. Je stimule le frère de Catherine. Aptitude à lire, à écrire. Holà! Cécile a trouvé une pistache. Émile a détaché une grappe. Achille a une grosse moustache. Jérôme a trouvé une pioche. Eulalie pleure sa poupée disparue. Eusèbe a placé le livre sous la table. La promenade sera agréable. Zoé me donnera une grosse grenade toute rouge. Tu boiras de la grenadine. La grenadine a adouci ma bouche. Éloi a retrouvé le clou. Ma mère rôtira une poule à la broche. La grêle a coti les fruits. Une brosse. La crosse de l'abbé mitré. La mitre de l'abbé. La griffe du tigre. Chrome. Chronomètre. Chronologie. Le christianisme. Anachronisme. Chlore. Chlorate. Chromate. L'homme cosmopolite. Grégoire achètera une petite statue. Anastasie a déchiré sa coiffe. Le chêne robuste. Voilà une dispute. Le frère d'Honorine a visité la cascade. Scrupule. Une brise douce, fraîche, agréable. La trame du drap. Acte de foi. Acte de courage. Le facteur de la poste ouvre la boîte. Le mystère. Le miasme a donné la fièvre. Eutrope a vu une éclipse de lune. Le faste de ce roi. L'aspérité de la roche. La croûte du fromage. La chronologie utile à l'histoire. L'acte blâmable de Patrice. Évariste visitera la ville de Spa. Christine souffre d'une pneumonie. Ce prêtre psalmodie les prières. Ouvrage pseudonyme. Pneumatologie. Victorine plaça le cataplasme. Le peuple slave. Système. Symétrie.

ORTHOPHONIE

3ᵉ Tableau

Voyelles simples équivalentes

Nota. — Ce tableau n'est qu'une extension du 1ᵉʳ et du 2ᵉ.
Ces voyelles se prononcent d'une seule émission de voix. (Voir les instructions.)

a	é	è	o	eu	i
ea	ai	ê	eo	œu	y
â	ei		ô		
	eai		au		
	œ		eau		

Nota.
- ay = ai-i
- ey = ei-i
- oy = oi-i

Exercices d'articulation antérieure avec ces voyelles

pai	pei	pau	eau	pœu	pay	sey	ploy
bai	bei	bau	pbeau	bœu	bay	soy	broy
mai	mei	mau	meau	mœu	tay	boy	troy
fai	fei	fau	feau	fœu	say	foy	droy
vau	vei	vau	veau	vœu	zay	voy	cloy
tai	tei	tau	teau	tœu	ray	toy	croy
dai	dei	dau	deau	dœu	lay	doy	blay
sai	sei	sau	seau	sœu	gay	loy	moy
chai	chei	chau	cheau	chœu	tray	roy	sey
jai	jei	jau	jeau	jœu	fray	froy	
lai	lei	lau	leau	lœu			
rai	rei	rau	reau	rœu			
cai	cei	cau	ceau	cœu			
gai	gei	gau	geau	gœu			
plai	plei	plau	pleau	plœu			
blai	blei	blau	bleau	blœu			
flai	flei	flau	fleau	flœu			
clai	clei	clau	cleau	clœu			
glai	glei	glau	gleau	glœu			
prai	prei	prau	preau	prœu			
frai	frei	frau	freau	frœu			
vrai	vrei	vrau	vreau	vrœu			
trai	trey	trau	treau	trœu			

Nota. — E est nul devant a, o : geai, geôle.
Ea = a, eo = o, eau = au : chapeau, jugea.
È = ais = ait = aient.
Oi = oit = oient.
y = i au commencement, à la fin des mots, et dans le corps des mots, après une consonne : yole, dey, système. Il a la valeur de deux i dans le corps des mots, après une voyelle : voyage.
Le tréma (..) et l'accent aigu font prononcer séparément les éléments des voyelles suivantes : aï = a-i, aü = a-u, oï = o-i, éi = é-i, éu = é-u : Isaïe, Esaü, obéi, fléau, réuni.
Généralement o e, o ê se prononcent oi : moelle, poêle.
Oë = o-è : poëme ; oè = o-è : poète.

Exercices de lecture

Une peau. La peau du jeune chevreau. Le jeune chevreau boit le lait de la chèvre. La peau tachetée du tigre. La peau rayée du zèbre. Le rameau du chêne. Le taureau a brisé l'anneau de la chaîne. Voilà le chameau. Le chameau habite les pays chauds. Le chameau se nourrit de végétaux. La sobriété du chameau. Le dromadaire a une bosse au dos. L'eau fraîche. L'eau pure. La pluie a troublé l'eau de la rivière. Le fleuve. Le Rhône, beau fleuve. Chapeau. Achille payera le chapeau acheté. Moineau. Le moineau pépie au haut du toit. J'ai vu une oie. Paul achètera un beau trumeau à la foire. Je visiterai le hameau où se trouve ma cousine. Le geai. La plume bleue du geai. Couteau. La lame du couteau. Le couteau coupera le gâteau. Le râteau. Théodore a râtelé le fourrage de la prairie. Le fuseau. Le fuseau de ma cousine. Une étoffe de laine. Le chapeau de feutre. Le troupeau. Le beau troupeau passera à notre hameau. Le pâtre mène le troupeau. Le pruneau sucré. Claire voyagera. Le voyage de Claire. Le noyau du fruit. Le moyeu de la roue. Le beau, le frais paysage. Le roseau. Le chaume. Le chaume couvre la chaumière du pauvre. Le roseau de la cabane voisine du marais. Je ferai l'aumône au pauvre. Le château. Le faîte du château. Je visiterai le beau château. Le pâtre Stanislas joue du chalumeau. Justine aime le gâteau. La peau de la poire. La peau de la pêche. Le moineau a niché au trou de la roche haute. Le solitaire aime la solitude. Le jeune veau aime le lait de la vache. La faute d'Eustache sera punie. L'anneau de Clarisse. Le drapeau flotte au haut du mât du vaisseau. La neige couvre la plaine. Le poêle chauffera la salle d'école. Cécile fera frire du veau à la poêle. La moelle du sureau. Le rameau de sureau. L'oiseau de proie a dévoré le lapereau. Le oiseau. La façade du palais. Anastasie a râtelé le fourrage de la prairie. J'aime la grenadine fraîche. Zachée se plaça au haut du sycomore. Le chêne yeuse. La voile de la yole. Le chasse-mouche du dey. Le bey. Le frère de Pauline a vu la haute pyramide. L'eau du fleuve s'écoule. La flèche de l'église a été foudroyée. La fouine a dévoré le jeune lapereau. Le vaisseau a louvoyé. L'aire de l'aigle. Voilà une plume tirée de l'aile de l'aigle. J'irai à la promenade de la prairie. Le rameau du saule. Le saule se plaît près de l'eau. Esaü. Zoïle. Moïse. J'ai vu une grosse écrevisse. Bruno a roulé ce tonneau. Adélaïde étudie l'histoire. Brigitte obéira à sa mère. Stanislas étudiera la géométrie. Le drapeau flottera. Le beau plumage du geai. Le juge jugea une affaire épineuse. Le fléau de la grêle.

ORTHOPHONIE

4ᵉ Tableau

Exercices d'articulation postérieure

ap	ip	up	oup	op	eup	ep (1)	ais	œuf
ab	ib	ub	oub	ob	eub	eb	ait	oif
af	if	uf	ouf	of	euf	ef	air	oir
av	iv	uv	ouv	ov	euv	ev	aul	oil
at	it	ut	out	ot	eut	et	aup	oit
ad	id	ud	oud	od	eud	ed	aus	ois
as	is	us	ous	os	eus	es	aut	oix
az	iz	uz	ouz	oz	euz	ez	aur	
al	il	ul	oul	ol	eul	el	aug	
ar	ir	ur	our	or	eur	er	aux	
ac	ic	uc	ouc	oc	euc	ec		
ag	ig	ug	oug	og	eug	eg		
acs	ics	ucs	oucs	ocs	eucs	ecs		
ax	ix	ux	oux	ox	eux	ex		

Exercices d'articulation antéro-postérieure

par	for	pour	four	tour	peur	cœur	pol	paul	bœuf
bor	fil	val	mal	mil	mour	meur	mor	mais	soif
col	mol	fol	cal	vil	tel	sel	ter	tait	soir
mir	neur	sar	tar	vol	toul	sœur	peut	pair	poil
pas	pus	fer	ver	nous	nœud	mœurs	soc	clair	mois
bloc	bras	plat	mys	glas	gris	gros	clos	fait	soit
flair	neuf	veuf	stoc	broc	croc	gras	pos	faix	noix
cour	vœux	spar	scar	clac	per	ster	chaux	fais	pois
gour	sec	net	bec	vif	stuc	pros	sys	maux	poix
clas	char	flos	tric	trac	flux	fleur	vis	meaux	poids
ras	ral	pris	sprit	xil	xal	plex	stras	scal	smir

(1) La voyelle *e*, formant syllabe avec la consonne qui suit, a la valeur de *è*: fer, mer. La même voyelle *e* se prononce è devant une consonne redoublée: pelle = pè-lle, selle = sè-lle, pierre = piè-rre. Il en est de même devant les consonnes multiples *x, sp, st, pt, ill...*: excès, esprit..... Pour simplifier, on peut dire aux enfants que le premier élément de ces consonnes redoublées ou multiples se détache pour former syllabe avec *e*. On rentre ainsi dans le premier cas. — La finale *es* se prononce ès dans les mots d'une syllabe: mes, tes, ses, les, tu es; elle se prononce *e* dans les mots de plusieurs syllabes: hommes, livres. — Autres exceptions à la règle des articulations postérieures: *ail* = *aïe*: travail; *eil* = *éie*: soleil; *ouil* = *ouie*: fenouil;

ueil
euil } = *euie*: recueil, cerfeuil, œil, œillet.
œil

Exercices de lecture

Nota. — 3e *Principe de la décomposition syllabique*. Lorsqu'un groupe de consonnes placé entre deux voyelles ne forme pas une consonne multiple, la première consonne se détache pour former syllabe avec la voyelle qui précède ; les autres forment syllabe avec la voyelle qui suit : *altitude, sarclage*.

4e *Principe*. Les consonnes finales, si elles se prononcent, forment syllabe avec la voyelle qui précède : mer, caporal. Ces deux principes s'appliquent au 4e et au 5e tableau.

Arbre, arbuste, arbrisseau. Mastic. Histoire. Le palmier. Le palmier porte des dattes. Le palmier croît dans les pays chauds. Altitude. L'altitude du pic. Le pic du Midi. La terre nourrit une multitude d'animaux. Parole. Tu adresseras la parole au garde de la propriété. Arsenal. Vous avez visité l'arsenal. Vous avez acheté plusieurs articles d'été. Porte. Ouvrez la porte du parterre. Une ortie. Mathias frappe la porte avec le marteau. Arsène laboure la terre pour y semer du blé, de l'avoine et de l'orge. Le cheval a une belle crinière ; il est fort, il porte l'homme et des fardeaux sur le dos ; il traîne les voitures et les chars. Le taureau attaché au joug par ses cornes tire la charrue. Un œuf. La poule produit des œufs. L'or métal jaune très-précieux. Le fer est plus utile. La culture de la terre se fait avec le fer. L'agriculture est fort utile ; elle nourrit les hommes. La chaleur de l'été nourrit les fruits. Alfred tourne la noria pour avoir de l'eau fraîche. Alexis a traversé une vaste forêt d'ifs ; il y a vu des animaux carnassiers fort redoutables pour lui. Bernard a été mordu par ce gros lézard. La morsure du lézard n'est pas venimeuse. Eugène rallumera le calorifère de notre salle de classe. L'ormeau orne nos promenades. Eugène a perdu son canif. L'horloge a sonné une heure. Victor a vu une éclipse de lune. Louise a cassé le beau vase de cristal. Je vais glisser une lettre à la poste. Dépose ces estampes sur la table de marbre. Ce bel ormeau nous préserve de la forte chaleur du jour par son ombrage épais. Nous nous sommes abstenus de sortir. Auteur. Acteur, organisateur. Axe, axiome. L'essieu ou axe de la roue. Boxe. Boxeur. Exercice. Examinateur. Alexandre a organisé cette belle fête. Lambert fermera les portes avec les grosses clés. Maurice nous poursuit : cachons-nous derrière ce mur. Ce cheval a traversé tous les obstacles. Le cardinal a visité la cathédrale. Regardez les bases et les corniches de ces belles colonnes. La petite Clotilde couche dans cette alcôve. Frédéric partira ce soir avec le frère de Wilfrid. Activité. Artiste. Scrupule. Spatule. Corpuscule. Animalcule. Culture. Arboriculture. Arboriculteur. Agriculteur. Herbe. Herboriste. Ermite. Soldat. Caporal ; général. Octave. L'octave de la fête. Le cuivre est vénéneux. Le vert de gris, oxyde ou sel de cuivre, est très-vénéneux : ne portez jamais ces objets à la bouche ; ils causeraient votre mort. Tu as visité la manufacture de draps. L'uniforme du général. Le costume du caporal. La culture des arbres fruitiers est fort utile. Luc a beaucoup d'activité. La vaste nef de l'église. Le chasseur a tué le renard ravisseur de poules. La perdrix cacabe.

ORTHOPHONIE

5ᵉ Tableau

1° Voyelles nasales,
classées suivant l'équivalence phonétique

an	ain	on	eun	oin
ean	ein	eon	un	
en	in			
am	aim	om	um	
em	im			

2° Exercices d'articulation antérieure des voyelles nasales

NOTA. — Ces exercices ne sont évidemment qu'une extension du 1ᵉʳ et du 2ᵐᵉ tableau.

pan	pain	pon	ban	bon	mon	fan	fein	fin	fun
foin	van	vain	vin	tan	tein	dan	dam	den	dom
pin	san	son	sain	sein	sin	fum	zin	tin	ton
plan	plain	frein	pein	fron	cran	cram	crain	crin	tam
spon	scan	pren	stan	flan	faim	flam	clan	chan	chin
cham	gan	gen	gin	geon	jan	jean	lon	lan	lam
ran	ron	rin	rom	pom	prom	trom	gon	glan	trem
gran	grain	lym	stinc	zinc	tain	banc	fran	frin	thon
thym	tim	bran	bron	brin	franc	tronc	front	jonc	plein
csan	xan	xon	xin	gzem	xem	lom	lin	bom	kan

3° Articulations simples polygraphiques

NOTA. — Cette partie du tableau n'est évidemment qu'une extension de 1ᵉʳ et du 4ᵐᵉ tableau.

ph=f	pha	phe	phi	phy	phos	phra	phré	phar	phon
ch	cha	che	chi	chy	char	chan	chou	chau	chaux
gn	gna	gne	gni	gno	gnan	gnon	gneau	gnac	gnar
	gnou	gnin	gner	gnez					
ill=i	illa	ille	illi	illau	illan	illon	illeur	illé	illez
qu=k	qua	que	qui	quo	quan	quoi	qu'en	qu'on	qu'un
	quand	quant	quar	quart	quel	quer	ques	quin	quim
gu=g	gua	gue	gui	guir	gour	gué	gueu	guin	guim

Exercices de lecture.

Le pont. La fontaine. Je vais à la fontaine. Nous passerons sur le pont. Un enfant. Conduisons ces enfants dans le jardin. Mon oncle Alexis m'a acheté un ballon en caoutchouc. La vigne produit du vin. Noé planta la vigne et fut le premier vigneron. On fabrique deux espèces de vin, le vin rouge et le vin blanc. Montagne. Nous gravirons la montagne jusqu'à son sommet. Platon était un grand philosophe. Le phosphore est un corps très-dangereux ; c'est un poison très-violent ; il s'enflamme très-aisément ; ses brûlures sont profondes, mortelles. Enfants, ne touchez point aux allumettes phosphoriques. La boutique du marchand. Les volailles de la Gascogne sont fort estimées. La charité. Dans le monde on doit s'aider les uns les autres. La campagne. Nous avons parcouru des champs verdoyants. Philippe m'a montré sa photographie. J'entends des chants joyeux. Le chat fait la chasse aux souris. Nous entendons le bêlement des animaux. Le café nous vient des pays chauds et lointains. L'homme gagne son pain en travaillant. Les figues sont le fruit du figuier. Nous entendons le son des cloches. Le châtaignier produit des châtaignes. Le poisson frétille dans l'eau. Nos vêtements ont été mouillés par l'orage. La flamme brille dans le foyer. La paille du blé est employée à l'alimentation des bestiaux. Qu'on est heureux de revoir ses parents après une longue absence ! C'est un grand bonheur de vivre auprès d'eux ! Enfants, aimez beaucoup vos parents ! Ils ont été et ils sont toujours si bons pour vous ! ô bon père, ô bonne mère, je vous aimerai toujours ! J'aime mon pays ! ô chère France, ô ma patrie, sois mes amours toujours ! vivent tes vaillants soldats ! à toi mon sang, à toi ma vie ! J'aime la campagne, je me promène dans les prairies, sur le bord des ruisseaux ; je respire la brise fraîche et embaumée ; je hume le parfum des fleurs ; j'écoute la voix des oiseaux dans leurs nids si coquets, si gentils ; j'admire les beautés de la nature ; je bénis l'auteur de ces merveilles. — Notre raison nous dit : point d'effet sans cause : donc l'univers est l'œuvre d'une puissance. Cette puissance, nous la nommons DIEU ! Le charron fabrique le char et la charrue, l'architecte construit le palais, le sculpteur fait la statue. Chacune de ces œuvres a d'abord été conçue, pensée, méditée ; l'auteur en a formé, dans son esprit, le plan, le dessin ; puis il l'a fait jaillir de son intelligence ; ses mains l'ont réalisée. Chacune de ces œuvres porte l'empreinte de la pensée, de l'intention de son auteur. Les talents de chaque auteur peuvent ainsi être jugés d'après elles : à l'œuvre on connaît l'artisan. Quels sont donc les *talents*, les attributs de Dieu, manifestés par ses œuvres ? Evidemment, Dieu est infiniment intelligent, puissant et bon : l'univers raconte sa gloire. L'homme est l'œuvre de Dieu la plus parfaite que nous connaissions en ce monde. Pour tant de bienfaits reçus, l'homme doit donc à Dieu, respect, amour, reconnaissance. Il doit accomplir les desseins que Dieu a eus sur lui en le créant. Sa raison est la lumière de Dieu qui l'éclaire ; sa conscience, la voix de Dieu qui lui fait connaître la justice et la règle de sa volonté. Obéir à sa conscience est pour l'homme un devoir. Il doit respecter en lui-même et dans les hommes, ses frères, l'œuvre de Dieu : il ne fera rien contre lui-même, rien contre ses frères ; il les aimera, au contraire, et il les aidera. S'il obéit, il fait le *bien* ; s'il désobéit, il fait le *mal*. Il a pour magnifique et suprême apanage la *liberté* ! C'est là sa grandeur, mais aussi son danger : il est responsable de ses actions. Il dépend de Dieu ; il aurait beau regimber, ses coups seraient vains, ils se perdraient dans le vide. Dieu seul est grand, indépendant ! Un jour l'homme se présentera devant lui pour régler le compte de sa vie, comme l'ouvrier, après sa journée, vient recevoir son salaire.

O Dieu, je te bénis, j'ai confiance en ta bonté !

ORTHOPHONIE

6ᵉ Tableau

Valeur exceptionnelle de quelques voyelles

1. *e* est nul devant *a, o.* Jean, Georges, geai.
2. *e* devient *è* : 1° Devant une consonne avec laquelle il forme syllabe: fer, mer ;
    2° Devant une consonne redoublée : pelle, tresse, pierre ;
    3° Devant les consonnes multiples, *x, sp, spr, st, pt, ill...* : exprès, exemple, estoc, inepte.
3. Le tréma et l'accent aigu font prononcer séparément les éléments des voyelles suivantes : *aï* = *a-i, aü* = *a-u, oï* = *o-i, éi* = *é-i. éau* = *é-au, éu* = *é-u* : Zaïre, Esaü, Moïse, Saül, obéir, fléau, réunir.
4. Généralement *oe, oê* = *oi* : moelle, poêle ; *oë, oè* = *o-è* : poëme, poète.
5. *œ* = *é* : œnologie, œdème, œsophage.
6. *ail* = *aïe, eil* = *éie, ouil* = *ouïe* : travail, soleil, fenouil.
7. *ueil*   recueil, cueillir, orgueil ;

   euil } = *euie* { cerfeuil ;

   œil   œil, œillet.
8. *ent* se prononce *e* dans les finales des verbes : ils chantent.
9. La finale *es* se prononce *ès* dans les mots d'une syllabe : mes, tes, ses, les tu es, ces ; elle se prononce *e* dans les polysyllabes : hommes, livres.
10. *ien* se prononce tantôt *ian* : patient, escient, science ; tantôt *i-in* : maintien, soutien, païen, et après *oy* : citoyen, mitoyen ; *en* = *ein* dans: ennemi, Bengale...
11. *im* { *eim,* devant un *p* ou un *b* : impatient, importer, imbiber ;

initial = { *i-m,* devant *m* ou une voyelle : immortel, immense, image, imiter.

12. *in* { *ein,* devant une consonne autre que *n* : indocile, inspirer, intéresser ;

initial = { *i-n,* devant *n* ou une voyelle : innocent, innombrable, innover, inoculer, inachevé.

Valeur exceptionnelle de quelques consonnes

1. *c* = *s* devant *e, é, è, i, y* : ce, cigale, cercle, cylindre.
2. *g* = *j* devant *e, é, è, i, y* : page, gîte, gymnase.
3. *s* entre deux voyelles se prononce *z* : rose, chose, excepté dans les mots composés où le second élément commence par *s* : présupposer, vraisemblable.
4. *ç* = *s* : façade, maçon.
5. *ch* se prononce quelquefois *c* : écho, chœur, choriste, choral.
6. *x* = *cs* { 1° Au commencement des mots: xylon, xylophage, xiphoïde.

      { 2° Dans le corps du mot : axe, oxyde, syntaxe, extase.

      { 3° A la fin de certains noms propres : Pertinax, Astyanax, Dax, Aix. —
x final est souvent nul : Meaux, Evreux, faux, feux, voix, croix.
X = *gz* dans la syllabe initiale *ex* suivie d'une voyelle ou d'un h : examen, exonérer, exhorter, et dans les noms propres, Xanthippe, Xénophon, Xavier.
Cette lettre a d'autres valeurs que l'usage apprendra.
7. Une consonne redoublée se prononce comme la simple : appeler, abbé. Cependant *c* répété se dédouble devant *e, é, è, i* : accès, accident. De même pour *g* : suggérer ; *emm* = *am-m* : emmener, emmeuler, femme. gemmation = geim-mation.
8. *ill* = { tantôt *i* : paille, fille, bille : = pa-ie, fie, bie.

      { tantôt *i-le* : ville, tranquille ; et il-l au commencement des mots : illusion, illustre, illégal, illettré.

      { *Nota.* — Dans le style soutenu, *ill* = *ili* : bataillon = bata-ilion.
9. *gu* (g) se prononce quelquefois g-u : aigu, aiguë, ambigu, ambiguë, ciguë ; et devant une consonne : figure, guttural.
10. *t* se prononce quelquefois *s* ; potion, nation, ineptie, essentiel.
11. *d* final suivi d'une voyelle ou d'une *h* muette se prononce *t* : grand effort, grand homme.

12. *gn* se prononce quelquefois *g-n* : igné, stagnant, gnomon.

13. *qu* { se prononce quelquefois *hu* : équestre, équitation.
        id.   *kou* : équateur, équation.

14. Souvent des consonnes finales sont nulles : doi*gt*, froi*d*, chau*d*, croi*x*, voi*x*.

15. Les lettres finales *s*, *x*, prennent la valeur de *z* quand elles se lient à la voyelle du mot suivant : livres amusants, voix agréable, hommes honorables.

16. *f* final se prononce généralement *v* devant une voyelle ou une *h* muette : neuf enfants, neuf heures.

17. *f* est fort dans les singuliers œuf, bœuf, et nul dans leurs pluriels.

18. Quand un mot terminé par plusieurs consonnes doit se lier à la voyelle du mot suivant, c'est la dernière consonne qui se lie : froids excessifs, chaleurs accablantes, grands hommes, liqueur fort appréciée, mort aux rats.

19. Gentilhomme = genti-illomme ; et gentilshommes = genti-zhommes.

Exercices pour passer de la lecture des caractères manuscrits à la lecture des caractères imprimés.

---

i, é, è, a, u, e, ou, o, eu, œu, oi, y.

i, é, è, a, u, e, ou, o, eu, œu, oi, y.

ai, ei, é, è, ô, au, eau, ay, ey, oy.

ai, ei, é, è, ô, au, eau, ay, ey, oy.

an, ean, en, am, em, ain, in, aim, im,

an, ean, en, am, em, ain, in, aim, im,

eun, un, um, on, om.

eun, un, um, on, om,

pa, pi, pé, pè,... ba, bi, bé,... ma, mi, mé.

pa, pi, pé, pè,... ba, bi, bé,.. ma, mi, mé.

fa, fi, fé, fè,... va, vi, vé,... ta, ti,... da, di.

fa, fi, fé, fè,... va, vi, vé,... ta, ti,... da, di.

Lorsque l'enfant lira bien, on lui enseignera les diverses appellations des lettres pour ses besoins ultérieurs. Il y a trois appellations principales : l'appellation physiologique ou acoustique déjà connue de l'élève, l'ancienne appellation et l'appellation dite de Port-Royal.

Les voyelles ne sont désignées que par l'appellation physiologique, à l'exception de *y*, qui dans l'ancienne appellation se nomme i *grec*. Il suffit donc de faire connaître l'appellation des consonnes.

ANCIENNE APPELLATION

p, b, m, f, v, t, d, s, z, l, r, n, j, c, k, q, g, x, h.
(pé) (bé) (emme) (effe) (vé) (té) (dé) (esse) (zède) (elle) (erre) (enne) (ji) (cé) (ka) (ku) (gé) (icse) (ache)

APPELLATION DE PORT-ROYAL

p, b, m, f, v, t, d, s, z, l, r, n, j, c, k, q, g, x, h.
(pe) (be) (me) (fe) (ve) (te) (de) (se) (ze) (le) (re) (ne) (je) (ke) (ke) (ke) (gue) (xe) (he)

ALPHABET

a, b, c, d, e, f, g, h, i, j, k, l, m, n, o, p, q, r, s, t, u, v, x, y, z.

Nota. — On enseignera l'alphabet avec les divers caractères imprimés, minuscules et majuscules.

QUATRIÈME PARTIE

DE L'ENSEIGNEMENT DE LA PAROLE AUX SOURDS-MUETS

ET

Des moyens de guérir le bégayement et autres vices de prononciation

Pour traiter ces deux sujets, nous reproduirons ici textuellement un mémoire que nous avons présenté au Congrès scientifique tenu à Montpellier en décembre 1868 (1).

Nous ferons suivre chacun des deux chapitres de la citation de cas de surdi-mutité, de bégayement et autres vices de prononciation dont nous avons eu à nous occuper depuis.

Notions préliminaires

« De tous les moyens par lesquels l'homme communique ses pensées, la parole est le plus ancien, le plus naturel et le plus commode. Elle fait couler en quelque sorte la pensée, d'une intelligence dans une autre ; et à la rapidité, à la précision avec lesquelles elle dessine toutes les formes, tous les mouvements de l'âme, elle ajoute l'expression du regard et le jeu de la physionomie, qui lui donnent la chaleur et la vie. On comprend donc aisément l'universelle compassion qu'inspirent ceux qui sont privés de ce don divin, et les efforts que, dans tous les temps et dans tous les pays, des philanthropes ont faits pour atténuer une si déplorable infirmité.

» Bonet, en Espagne; Amman, en Hollande; l'abbé de l'Epée et Isaac Péreire, en France (2), se sont dévoués avec plus ou moins d'éclat et de succès à cette œuvre d'humanité.

(1) Voir les procès-verbaux de ce Congrès, 2e volume, page 310.
(2) Lire : Jacob Rodrigues Péreire, d'après la biographie du professeur Péreire, par M. Ernest La Rochelle, Paris, 1877.

» Mais en France, Péreire est mort emportant le secret de ses procédés ; et l'abbé de l'Epée, après avoir loué et pratiqué la méthode de Bonet, a été comme absorbé par l'étude et le développement de la pensée même ; et, adoptant d'abord la mimique naturelle pour l'exprimer, il a étendu ensuite ce langage et a créé les signes conventionnels, éloignant ainsi le sourd-muet des parlants, au lieu de l'en rapprocher.

» L'abbé Sicard, son illustre disciple, a rendu la scission plus profonde encore : en étendant le dictionnaire mimique de ses élèves, il leur a donné un langage complétement inintelligible pour les parlants et les a tout à fait isolés de la société.

» Comme toutes les idées exclusives, la doctrine des signes conventionnels a eu sa réaction. Dès 1836, le docteur Désiré Ordinaire, directeur de l'Institution des sourds-muets de Paris, protestait avec énergie contre cette doctrine et recommandait vivement le retour à l'emploi de la parole.

» Pendant vingt ans, le docteur Blanchet a consacré son activité au triomphe de la même cause ; et le Ministre de l'Instruction publique actuel, M. Duruy, a voulu que l'enseignement des sourds-muets, jusqu'alors mystérieux, descendît dans les Ecoles normales, pour de là se répandre dans les écoles primaires et recevoir ses applications dans les plus humbles hameaux (1).

» Par une conséquence de notre situation dans l'enseignement, nous nous sommes aussi occupé de ces matières, rassuré par cette pensée que la science, sous tous ses aspects, est comme ces temples du moyen âge, élevés par la munificence et la piété des grands, mais où il était cependant permis aux ouvriers les plus obscurs d'apporter leur simple pierre, et de contribuer ainsi à l'érection du monument.

» Nous nous proposons, dans cet écrit, de donner une analyse du résultat de nos études, afin de contribuer encore à la propagation d'idées utiles.

» Cette utilité n'est pas d'ailleurs limitée aux seuls sourds-muets ; elle s'étend à une autre classe d'hommes qui, pour être moins disgraciés, éprouvent cependant des difficultés bien grandes pour leurs relations dans la société, où ils ne peuvent souvent se créer une position digne de leur intelligence et de leur savoir : nous voulons parler des personnes affligées de l'infirmité du bégayement ou d'un vice de prononciation quelconque.

» Tout art a sa théorie qui le soutient, l'éclaire et le dirige. Il est donc incontestable que des notions sur la structure de l'appareil vocal de l'homme et sur le mécanisme du langage sont indispensables à celui qui cherche à doter le sourd-muet de la parole ou à corriger les vices de prononciation. Dans le premier cas, il s'agit de faire fonctionner des organes longtemps inertes, et, dans le second, d'en régulariser les fonctions désordonnées.

» De la connaissance de ces organes et de leur jeu, découle une pratique ra-

(1) Circulaire du 11 mars 1863.

tionnelle, et d'ailleurs bien simple, que nous exposerons ensuite très-brièvement.

» L'appareil vocal de l'homme est un *tuyau d'orgue* dont les *poumons* sont le soufflet ; le *larynx*, l'organe phonateur; le *pharynx*, la *bouche*, les *fosses nasales*, le tuyau de renforcement ou porte-voix (1).

» On doit noter aussi que, dans l'orgue, le tuyau de renforcement qui surmonte l'*anche* produit sur la hauteur du son un effet inverse de celui qu'il exerce sur l'intensité de ce même son, c'est-à-dire qu'il abaisse cette hauteur; et, cet abaissement étant d'autant plus sensible que le tuyau est plus long et plus large, on peut, par conséquent, faire varier à volonté l'acuité et la gravité d'un son : il suffit pour cela de faire varier la longueur et le diamètre du porte-voix.

» Mais, tandis qu'un tuyau d'orgue est rigide et inextensible, et ne peut par conséquent produire qu'une seule note, les parois du tuyau vocal de l'homme jouissent d'une excessive mobilité qui permet d'en faire varier à chaque instant les dimensions en longueur et en diamètre, et de produire ainsi une série nombreuse de sons dont les qualités acoustiques constituent toute la série des *voyelles*. Et en réalité, l'appareil vocal de l'homme n'est pas seulement un tuyau d'orgue, mais un jeu d'orgue complet.

» Une autre merveille, c'est que les diverses parties du tube vocal, le *voile du palais*, la *langue*, le *palais*, les *dents*, les *lèvres*, ont la faculté de diviser, de gêner, d'arrêter la colonne sonore qui arrive des poumons, et de produire ainsi les modifications ou articulations des sons, graphiquement représentées par les *consonnes*.

» Quand donc on veut essayer de donner la parole à un sourd-muet, ou de rectifier au point de vue phonétique le langage d'un sujet affecté d'un vice de prononciation quelconque, mais qui n'est pas l'effet d'un affaiblissement notable de l'intelligence, on doit, pour être en mesure d'accorder et de faire jouer l'instrument proposé, en examiner successivement toutes les parties, depuis le soufflet jusqu'à l'extrémité du porte-voix, depuis les mouvements respiratoires de la poitrine jusqu'aux mouvements de la langue, des lèvres, etc.

» Le but de cet examen est de s'assurer de l'état constitutionnel de chacun des organes, de leur aptitude à remplir les fonctions que la nature leur a dévolues, et des rapports suivant lesquels ces fonctions s'accomplissent; car, devant toutes concourir à une même fonction finale, qui est la production et la modification des sons, il existe entre elles, à l'état normal, une subordination, une harmonie, qu'il faut ou faire naître, ou rétablir si elle a été détruite.

» Par là, on reconnaît le développement de la poitrine, la puissance des muscles inspirateurs et expirateurs, ces pédales de l'orgue vivant ; la force de souffle des poumons, la disposition du larynx à vibrer sous l'action de la colonne aérienne expulsée des poumons, enfin l'aptitude du tube vocal et de ses diverses

(1) Voir 1re et 2e partie, théorie du son et de la voix.

parties à produire des mouvements variés. Et d'après le résultat de cet examen, on soumet les organes aux exercices les plus propres à les assouplir et à rendre leurs fonctions faciles et coordonnées (1).

» Passons aux applications. »

CHAPITRE Ier

De l'enseignement de la parole aux sourds-muets

« Un sourd-muet étant donné, on procède à l'examen et aux exercices dont il s'agit.

» En ce qui concerne les poumons, on fait accomplir de profondes inspirations et des expirations prolongées ; puis on fait exécuter ce double mouvement selon le rhythme normal. On s'aide, si on le juge nécessaire, du mouvement alternatif d'élévation et d'abaissement des bras, qui rend plus énergique l'action des muscles de la respiration.

» Il est bon que le sujet apprenne ainsi à respirer vigoureusement, afin de donner à l'air contenu dans ses poumons une tension suffisante pour produire des sons. Cette habitude d'une respiration puissante sera d'ailleurs favorable à sa santé, en appelant dans sa poitrine une plus grande quantité d'air. Plus tard, même dans ce but, il sera utile de le soumettre à des exercices de chant.

» Pour les fonctions du larynx, il faut bien remarquer que les sons ne se produisent que pendant l'expiration, et que, par conséquent, c'est seulement pendant ce temps de l'acte respiratoire qu'il faut chercher à faire vibrer les cordes vocales.

» Les excitations de l'exemple sont ici nécessaires. L'opérateur doit lui-même émettre des sons, et, recourant aux impressions tactiles, faire sentir au sourd-muet la force de la colonne d'air qui s'échappe de sa bouche ; il doit lui faire percevoir les vibrations de son larynx et de sa poitrine, dont les parois frémissent sous l'action des cordes vocales comme la caisse d'un violon sous l'archet.

» A son tour, le sujet sera invité à porter sa main sur son propre larynx et

(1) Voir, dans la 2e partie, les exercices auxquels nous soumettons les muscles de la respiration, et les massages musculaires et articulaires des organes dépendant du tuyau vocal. Les exercices gymnastiques proprements dits, si utiles à la santé générale, contribuent aux effets particuliers que nous recherchons ici.

sur sa poitrine, et à reproduire ce qu'il vient de voir et de sentir. En cherchant à éprouver les mêmes impressions, il fera vibrer sa glotte, et la voix sortira de sa poitrine jusque-là muette.

» Alors on exercera le tube vocal et ses annexes à prendre les dispositions capables de déterminer la série des sons et des articulations dont les combinaisons variées constituent la parole.

» Nous avons indiqué, dans une suite de tableaux, l'ordre qu'il convient de suivre dans ces exercices de phonation et d'articulation.

» Ces tableaux, ainsi que l'étude particulière des mouvements de phonation et d'articulation, devraient trouver place ici ; car il est indispensable, pour enseigner avec succès, de bien connaître ces mouvements d'organes que tout le monde exécute avec précision sans doute, mais que peu de gens accomplissent avec une entière conscience. Nous devons cependant passer outre, et nous contenter de renvoyer au livre que nous avons publié sur l'éducation des sourds-muets (1).

» Toutefois, comme initiation, nous donnerons quelques conseils généraux.

» Pour enseigner la parole, on fera d'abord connaître les sons, c'est-à-dire les voyelles; puis les sons articulés, c'est-à-dire les syllabes formées de voyelles et de consonnes.

» Enseignement des sons : *a*, *u*, *e*....

» 1° Il faut éveiller l'attention de l'enfant sur tout ce qu'on va faire.

» 2° On donne à sa bouche la forme correspondante au son *a*, par exemple; et l'on prononce : *a*.

» 3° On écrit la voyelle *a* sur le tableau noir.

» 4° On fait répéter les mêmes mouvements par le sourd-muet.

» 5° On l'excite, comme il a été dit, à pousser une forte expiration, et le son sortira de sa bouche. Il écrira la voyelle et reprendra les exercices.

» 6° On fait de même pour les autres voyelles.

» 7° Pour devoir, on donne à copier sur le cahier la matière de la leçon.

Enseignement des sons articulés

» Nota. — Ne donnez aucun nom aux consonnes : elles n'ont pas de valeur phonétique par elles-mêmes ; elles indiquent seulement la position qu'il faut donner aux organes vocaux, et qu'on montrera à l'élève au moyen d'une gravure, ou, ce qui est bien mieux, par son propre exemple;

pa	*pu*	*po*....
ba	*bu*	*bo*....
ma	*mu*	*mo*....

. . . .

(1) Voir aussi l'étude des touches vocales au chap. VI de la 2° partie du présent volume, et les tableaux de lecture, à la fin de la 3° partie.

» Ecrivez d'abord la syllabe *pa*, et montrant la consonne *p*, faites le mouvement d'articulation correspondant ; puis montrez la voyelle *a*, et donnez de même à vos organes la position indiquée. Ensuite, reprenant les mouvements, prononcez : *pa*, et faites répéter par l'élève, qui écrira la syllabe sur le tableau.

» Procédez d'une manière analogue pour les autres articulations, en faisant distinguer les *fortes* d'avec les *douces*, par les nuances de la force impulsive de la colonne sonore reçue sur la main (1).

» Et comme, dans cet enseignement, on n'a pas uniquement pour but le mécanisme de la parole, mais qu'on se propose surtout le développement de l'intelligence, dès que le sourd-muet connaît assez d'éléments pour former les noms des objets placés sous ses yeux, on s'empresse de les écrire sur le tableau noir en les décomposant en syllabes ; on les lui fait lire et prononcer à son tour ; on indique les noms et il doit montrer les objets, et réciproquement.

» Mais il ne peut entrer dans nos vues d'exposer ici d'une manière complète comment on procède au développement intellectuel et moral d'un sourd-muet ; nous nous référons pour cet objet à ce que nous avons dit ailleurs (2).

» Tout sourd-muet intelligent, dont l'appareil vocal est régulièrement conformé, peut espérer d'apprendre à parler ; mais le bienfait des communications par la parole n'est complet qu'autant que, par d'autres exercices, le sourd-muet se rend capable de connaître la pensée de son interlocuteur au mouvement des diverses parties de son appareil vocal. Il y réussit, car l'attention que le parlant place dans l'ouïe, le sourd-muet la concentre dans la vue ; et, comme un sens augmente de délicatesse pour suppléer à l'absence ou à l'imperfection d'un autre, la vue du sourd-muet acquiert une finesse de perception telle, qu'il saisit les moindres mouvements de la physionomie et les fait servir à la représentation des idées, comme l'entendant le fait pour les sons.

» Pour l'aider dans ce travail, on l'exerce à lire sur les lèvres les sons, les syllabes et les mots, au fur et à mesure qu'il apprend à les prononcer et à les écrire.

» Nous avons, dès 1860, fait appliquer cette méthode par les élèves de l'Ecole normale sur un sourd-muet de onze ans, admis à l'école annexe par décision expresse de M. le Préfet.

» Après dix-huit mois d'école, il nous quitta pour suivre son père à Marseille. A ce moment, il exprimait bien ses pensées par la parole et l'écriture, il conversait avec facilité.

(1) Aidez-vous aussi des vibrations musculaires qui, dans la parole à haute voix, accompagnent l'émission des consonnes douces. Voir 2e partie de ce livre, chapitre VI.

(2) *Principes de l'éducation des sourds-muets et des enfants arriérés.* Paris, chez Delagrave Montpellier, chez Seguin, libraires.

» Nous l'avons revu ici il y a quelques mois. Il n'a plus fréquenté d'école depuis son départ de Montpellier, mais il cause parfaitement, et les personnes qui ne connaissent pas son passé ne se doutent pas qu'il a été muet. Ses rapports sociaux ont complété son éducation.

» Grâce au mouvement de réaction dont nous avons parlé en commençant, l'enseignement de la parole, dans les établissements de sourds-muets, tend à se généraliser en France ; mais nous craignons qu'il ne s'y donne pas dans les conditions les plus capables d'en assurer le succès.

» Presque partout, cet enseignement n'est commencé que lorsque l'éducation du sourd-muet a déjà été faite par un autre moyen de relation. C'est donc comme une nouvelle langue dont on lui impose l'étude ; de sorte que l'élève, satisfait d'un premier mode de communication, répugne au travail qu'exige l'acquisition de la parole et de la *lecture sur les lèvres,* qui en est la réciproque.

» Cet enseignement n'est, au reste, pratiqué que pendant quelques heures par semaine, ce qui est insuffisant. L'élève s'en occupe sans doute aux heures des leçons; mais, l'usage de ce mode d'expression étant moins commode pour lui, il revient, dès qu'il est libre, à son langage de prédilection. L'amour-propre n'est pas d'ailleurs étranger à ce retour.

» Une langue vivante s'apprend surtout par le commerce des personnes qui la parlent. Or, dans les institutions, le sourd-muet est toujours entouré d'enfants muets comme lui ; dès lors, rien ne les excite à abandonner, même momentanément, le langage mimique. Tandis que, au contraire, le mélange du sourd-muet avec les parlants est pour lui l'occasion d'un enseignement continuel de la parole : il est obligé de parler pour se faire comprendre, et de lire sur les lèvres, pour connaître la pensée d'autrui ; ses facultés phonétiques, visuelles, auditives même, se développent sans cesse, et la parole, dont il apprécie alors les avantages, lui devient facile et chère. De jour en jour aussi, elle devient plus nette, plus expressive, et reflète mieux les mouvements de l'intelligence et du cœur.

» L'École primaire, par ses exercices, ses récréations et ses jeux, est donc un milieu très-favorable à l'éducation du sourd-muet par la parole, en même temps qu'à son apprentissage de la vie sociale. Et, en effet, il n'est plus étranger aux enfants de son âge ; peu à peu la barrière qui le séparait du monde s'abaisse ; il se mêle aux pensées, aux sentiments, aux intérêts qui l'agitent, et il prend ainsi sa place dans cette société d'où son infirmité semblait l'avoir exclu. Rien n'assure mieux les rapports des hommes entre eux que la communauté du langage, qui, à son tour, établit la communauté des intérêts.

» Les institutions spéciales de sourds-muets rendraient donc de plus grands services à ces infortunés, si elles prenaient la parole pour base principale de leur enseignement, et si elles s'annexaient des écoles de parlants pour mieux en assurer le succès.

» A ce point de vue, les choses sont plus avancées à l'étranger que chez nous.

» En Hollande, à Rotterdam ; en Belgique, à Schaarbek, près de Bruxelles, se trouvent des établissements très-importants où l'éducation des sourds-muets est entièrement faite par la parole. La surdité congénitale et absolue n'y est pas un obstacle à ce mode d'enseignement (1).

» Terminons par quelques mots sur le bégayement. »

(1) Nous mentionnerons ici le cas de trois sujets dont l'éducation a été faite par la méthode des sourds-muets.

1er Cas. — En novembre 1867, M. le conseiller Delpech, président des assises de l'Hérault, me fit l'honneur de venir me trouver à l'Ecole normale, et m'exposa que la cause d'un prévenu n'avait pu être instruite, parce que ce prévenu était absolument sourd et complétement illettré. M. le Conseiller me demanda s'il me serait possible d'établir un moyen de relations d'idées entre cet homme et les magistrats instructeurs.

Je répondis que j'essayerais de lui enseigner à lire et à écrire.

Les leçons eurent lieu cinq fois par semaine, une heure chaque fois, dans un cabinet des prisons cellulaires.

L'accusé avait cinquante-deux ans, et avait entendu jusqu'à l'âge de trente ans, âge où il avait absolument perdu l'usage de l'ouïe. La parole lui restait néanmoins.

Au bout de trois mois, le prévenu comparut devant le Jury, et, au moyen d'un tableau noir sur lequel les questions étaient successivement écrites, il discuta sa cause avec le président, les jurés et les témoins.

2e Cas. — *Enfant arriéré*. 1870-71. — Le jeune V.. , âgé de onze ans et demi, fut admis gratuitement à l'Ecole primaire annexée à l'Ecole normale. Son intelligence paraissait nulle ; ses yeux vitreux et fixes, son air hébété, décélaient l'idiotisme. Il ne pouvait prononcer ni son nom. ni celui de son père et de sa mère : il n'articulait aucun mot. Il avait fréquenté diverses écoles sans être parvenu à connaître une seule lettre. Il entendait cependant, et ses organes vocaux étaient en bon état.

Je fis appliquer à ce jeune enfant la méthode d'éducation des sourds-muets, au point de vue phonétique et intellectuel. L'enseignement de l'écriture et de la parole marchaient de pair.

L'intelligence de l'enfant s'éveilla peu à peu, et anima son regard et les traits de son visage ; il prit part aux jeux de ses condisciples. Après quinze mois d'école, il écrivait bien, lisait et exprimait convenablement ses idées. Malheureusement à cette époque, il devint le même jour, par suite d'un accident, orphelin de père et de mère. Sans fortune, il fut recueilli par une tante, pauvre comme lui. Peu de temps après, cette femme quitta la ville avec l'enfant, sans nous prévenir, sans prendre congé de nous ; et nous avons ainsi perdu la trace de ce pauvre enfant, que nous aurions voulu recommander à quelque instituteur.

3e Cas.—*Autre enfant arriéré.*— Un professeur de l'Ecole normale me pria de m'occuper de l'éducation d'une jeune fille à laquelle il s'intéressait. C'était au mois de mai 1879 ; je venais d'être admis à la retraite.

L'enfant a dix ans et demi ; elle n'a jamais parlé, mais elle entend et ses organes vocaux sont bien conformés ; elle n'émet que deux sons, *é*, *fé*, très-faibles et même dénaturés, dont elle se sert pour exprimer toutes ses *idées*.

L'intelligence semble atrophiée ; le teint est pâle, la poitrine très-peu développée, les bras amaigris ; les lèvres, minces et appliquées contre les arcades dentaires, ne jouissent

CHAPITRE II

De la correction du bégayement et autres vices de prononciation

» L'incertitude règne encore sur la cause de cette infirmité.

» Serait-elle sous la dépendance d'un vice organique ou d'un état nerveux? Ce serait à la chirurgie et à la thérapeutique qu'il faudrait demander un mode de traitement.

» Mais la chirurgie a éprouvé des déceptions amères, et la thérapeutique n'a pas encore trouvé d'antispasmodique assez puissant.

» Faudrait-il attribuer le bégayement à une habitude vicieuse qui aurait altéré l'harmonie naturelle des fonctions respiratoires et vocales ? Évidemment des exercices physiologiques seraient, dans ce cas, parfaitement indiqués et pourraient rétablir l'ordre troublé. Aussi bien, dans l'hypothèse des deux premières causes, ces exercices ne sauraient être nuisibles. Nous les avons employés, ils nous ont réussi, et nous les conseillons.

» Ces exercices ne diffèrent pas sensiblement de ceux que nous avons fait

d'aucun mouvement: il faut les soumettre à un massage pour leur donner la vitalité et la souplesse nécessaires à l'émission des sons.

Les mouvements d'élévation et d'abaissement des bras étant jugés indispensables pour développer la poitrine et fortifier la voix, il faut un certain temps pour lui apprendre à exécuter ces mouvements.

Je soumets l'enfant à la méthode d'éducation des sourds-muets, au point de vue phonétique et intellectuel.

Elle apprend d'abord à émettre les sons *a, i, é, è, ou*; elle ne peut de longtemps prononcer *e*, ni *o* ni *u*.

Extrême difficulté pour tracer les voyelles ; je renonce alors à faire marcher simultanément l'enseignement de la parole et de l'écriture, ce qui est un grand désavantage, et je ne donne qu'un enseignement oral. Toutefois j'enseigne peu à peu le tracé des consonnes, mais comme pur exercice graphique, sans indication de noms.

L'enfant apprend les syllabes *pa, pe... ba, be...* du premier tableau, ainsi qu'un certain nombre de mots qu'on peut former avec ces syllabes : *papa, pipe, olive, Pauline, Amédée, Félicité, Philippe...* Mais la mémoire est souvent impuissante à retenir le nombre et l'ordre des syllabes formant ces mots. Les difficultés sont grandes, décourageantes même.

Cependant l'intelligence s'éveille un peu ; le visage et les yeux prennent de l'expression.

connaître, d'une manière générale, pour donner la parole aux sourds-muets; et, comme exemple, nous prendrons un cas particulier qui a fait l'objet d'un rapport de notre part à M. le Recteur de l'Académie de Montpellier.

» Nous citons :

. . . .

» Un fait universellement reconnu, c'est que les émotions morales sont capables de troubler les fonctions organiques, de porter passagèrement le désordre, la paralysie même dans les fonctions vocales.

» Une première indication, quand on veut guérir un bègue, c'est de lui témoigner de la bienveillance, de lui inspirer de la confiance dans le résultat de ses efforts, de calmer sa sensibilité trop vive, de relever son caractère, de fortifier sa volonté.

» Le sujet dont je vais m'occuper est un jeune homme de vingt-quatre ans, bien constitué, dont l'appareil vocal est régulièrement conformé, mais qui était atteint d'un bégayement datant de la naissance, pour lequel il a été exempté du service militaire.

» Chez lui, le concert entre la volonté et les mouvements des organes respiratoires et articulateurs était profondément altéré. Son langage présentait ces répétitions saccadées qui résultent d'efforts impuissants à produire un son ou une articulation.

» Je me suis dirigé d'après les principes posés plus haut (1). Et d'abord pour favoriser le jeu des poumons, j'ai cherché à régulariser les mouvements de la poitrine et à les faire exécuter avec aisance et ampleur.

» J'ai fait vigoureusement fonctionner les muscles inspirateurs et expirateurs. Le sujet, imitant l'acte du forgeron qui bat le fer sur l'enclume, élevait fortement les bras et les ramenait ensuite vivement en bas.

L'enfant apprend le nom, les qualités et les actions des objets ou des animaux qu'on peut lui montrer. A la fin du second mois, elle reproduit quelques petites phrases, telles que celle-ci : *Je vois le chat, je vois la chatte et le petit chat, je vois les poules et les petits poulets; je ne vois pas le chat, je ne vois pas les poules ni les petits poulets ; j'ai dîné à midi*, etc.

A la fin du troisième mois, elle prononce passablement les syllabes du deuxième tableau, *pla... pra... fla... cro... tri...* avec applications correspondantes sur des mots et des phrases : *plume, cloche, j'entends la cloche. fleurs blanches, fleurs rouges.*

Elle commence l'étude du troisième tableau, articulations postérieures : *as... at... if... ap... ip...;* mais il est bien entendu que les syllabes ne sont pas placées sous ses yeux, l'enseignement est encore purement verbal.

Elle retourne alors dans son village, où elle fréquentera l'école des filles. Le commerce de ses jeunes condisciples favorisera désormais le développement de son intelligence et de son langage.

Les exercices ont eu lieu deux fois par jour et demi-heure chaque fois, du 15 mai au 12 août.

(1) Voir la 2e, la 3e partie et le chapitre 1er de la 4e partie du présent livre.

» A cet exercice s'est ensuite ajouté le jeu simultané du larynx et du tube vocal. L'air dont les poumons s'étaient remplis pendant l'élévation des bras était brusquement chassé par le mouvement rapide d'expiration, et le son s'échappait subit et fort de la glotte volontairement contractée. En même temps, je faisais prendre au tube vocal les formes correspondantes aux sons que je désirais obtenir.

» Ces formes acquises, j'ai fait cesser le mouvement des bras ; et pour mieux donner aux organes l'habitude des positions étudiées, le sujet soutenait le son jusqu'à l'émission complète de l'air.

» Après les sons simples, les exercices ont porté sur les sons articulés. Les positions des organes modificateurs correspondantes à chaque articulation ont été indiquées à l'élève, qui s'est efforcé de les reproduire.

» Les articulations ont été étudiées par espèces, les *labiales* les premières, et par ordre de *fortes* et de *douces*.

» Les *labiales*, les *labio-sifflantes*, les *dentales*, étaient celles sur lesquelles l'élève éprouvait le plus de difficulté.

» Chaque fois, par exemple, qu'il avait à prononcer un *p*, un *b* ou un *m*, les lèvres, saisies d'un mouvement convulsif, s'efforçaient vainement de fermer la bouche, d'où l'air s'échappait par jets intermittents.

» Pour régulariser la fonction des lèvres et des joues, le sujet a été invité à ne pas se préoccuper de modifier un son : il a gonflé sa bouche d'air et s'est efforcé à produire fortement l'action de souffler ; et pour donner un objet à cette action, il a soufflé sur le feu, sur du sable répandu sur la table, sur une feuille d'arbre, de papier, tenue devant sa bouche. Il a ensuite successivement modifié tous les sons par les labiales, et il appréciait les différences d'intensité qui distinguent les *fortes* des *douces*, en recevant le souffle sur sa main.

» Des procédés analogues ont été employés pour le *f* et le *v*.

» Les dentales *t* et *d* n'étaient pas prononcées par l'élève, ou l'étaient très-imparfaitement et avec une peine extrême. Ainsi, au lieu de dire : *ta, tou*..... il disait : *a, ou*....

» Pour obtenir une articulation convenable, le sujet s'est exercé à faire le mouvement d'expulser une substance amère qui aurait été déposée sur sa langue ; et, la difficulté vaincue, il a successivement acquis la prononciation des sons modifiés par *t, d*..., et ainsi du reste (1).

» A mesure que les articulations étaient apprises, je faisais appliquer sur des mots, puis sur des phrases présentant le plus grand nombre possible de ces articulations, avec recommandation de détacher fortement et nettement les syllabes.

» Exemple : *Papa, bambou, maman.*

» *Mon bon papa m'a apporté des bonbons de Paris et de Perpignan..*

» La lecture cadencée doit être longtemps pratiquée, afin d'assouplir les or-

(1) Voir 2º partie, chap. VI, et 3º partie, tableaux d'articulation et de lecture.

ganes vocaux, — toujours disposés à reprendre leurs habitudes désordonnées, — et d'harmoniser leurs mouvements avec les impulsions de la volonté.

» La mesure marquée avec la main, pendant ces exercices, excite et régularise, par sympathie, les mouvements des organes vocaux, comme le rhythme musical provoque et précise les mouvements du soldat et du danseur.

» Une amélioration sensible s'était déjà produite dans la lecture et la récitation, pendant que les difficultés existaient encore presque entières dans la conversation. Et cela se conçoit: dans la lecture surtout, l'élève n'a à se préoccuper que de la difficulté matérielle; tandis que dans la conversation, l'attention doit se diviser entre la formation de la pensée et son expression. Pour l'habituer à ce double travail, j'ai ajouté aux exercices de lecture des exercices d'invention, consistant en des phrases construites immédiatement par lui-même sur des mots donnés, puis en des comptes rendus sur ses occupations ou en des histoires rapportées par lui.

» Enfin, par une gradation convenable, il a été amené à prendre le ton et le mouvement de la conversation ordinaire. Mais une chose digne de remarque, c'est que l'élève dit bien quand il conserve, dans les conversations, la position et les mouvements d'organes enseignés dans les exercices, parce que ces mouvements donnent de la facilité et de l'ampleur à la parole; tandis que les anciennes habitudes tendent à reparaître lorsqu'il parle avec son accent naturel, accent dans lequel toutes les voyelles sont produites presque avec la même ouverture de la bouche et, par suite, d'une manière défectueuse. L'élève a donc intérêt à bien cultiver la prononciation correcte qui lui a été donnée; c'est presque une condition de la persistance des bons effets obtenus: il y réussira en pratiquant longtemps la lecture et même la conversation plus ou moins cadencées.

» Pour n'omettre aucun détail, je dois ajouter que les exercices ont eu lieu en présence des élèves de troisième année, qui, une fois la direction reçue, m'ont généralement suppléé. Il y a eu trois séances par jour d'environ trois quarts d'heure chacune, dans l'intervalle desquelles le sujet répétait lui-même les leçons. Après le douzième jour, les résultats ont été très-satisfaisants, au point que l'infirmité pouvait être regardée comme guérie.

» Je dirai enfin que, lorsque dans la conversation un organe offre de la résistance, l'élève donne un léger coup avec la main, et qu'alors la parole se produit sans hésitation; car, outre l'effet sympathique de ce mouvement volontaire sur l'appareil vocal, l'effort est accompagné d'une expiration qui doit concourir au résultat désiré.

» Il est certain que des exercices collectifs de cette gymnastique vocale, faits dans nos écoles primaires, contribueraient à donner à tous les enfants une prononciation uniforme et correcte; et, si on les faisait exécuter aussi dans les classes d'adultes, on parviendrait, avec le temps, à modifier l'accent vicieux d'un pays.

» Quant aux vices de prononciation qu'on rencontre fréquemment chez des personnes qui ne sont pas bègues, vices qui consistent dans la substitution d'une articulation à une autre, et font dire, par exemple, *se* pour *che*, *ze* pour *je*, *te* pour *ke*..., ils sont bien plus faciles à guérir que le bégayement. Les conseils et les exemples, et au besoin l'introduction du doigt dans la bouche pour donner aux organes la position convenable, suffisent pour obtenir la rectification demandée.

» Je produirai ici une observation touchant l'un de ces cas. Tout récemment, les élèves de l'Ecole normale m'ont amené un de leurs élèves de l'Ecole annexe, âgé de douze ans et demi, qui ne pouvait en aucune façon prononcer les gutturales; il les remplaçait par les dentales, et très-exactement les *fortes* par les *fortes*, les *douces* par les *douces*. Ainsi, au lieu de dire : une *carafe*, un *gant*, il prononçait: une *tarafe*, un *dant*.

» Les organes étaient bien conformés.

» Il y avait deux indications à remplir: 1° faire fonctionner le voile du palais ; 2° faire perdre à la langue l'habitude d'une position vicieuse.

» Pour remplir la première indication, l'enfant a simulé des accès de toux pendant lesquels il cherchait à émettre des sons, et à produire ainsi les syllabes:

ca, co, ki....

» Pour remplir la seconde, qui d'ailleurs venait en aide à la première, le sujet a introduit dans sa bouche l'index et le majeur de la main droite ; et, dirigé par ma main, il a tenu la pointe de la langue fortement appliquée contre le plancher de la cavité buccale, refoulant en même temps l'organe vers le fond de la bouche.

» Dans cette position, il cherchait à produire les mêmes articulations gutturales.

» Pendant les trois premières séances, l'enfant a éprouvé beaucoup de difficulté ; à la quatrième, les résistances étaient vaincues ; à la huitième, l'enfant prononçait avec une parfaite aisance. Chaque séance a duré environ dix minutes.

» Je me suis ensuite occupé de la correction d'un défaut contraire, *du grasseyement*, présenté par quelques élèves nouvellement admis.

» Ce défaut consiste à prononcer le *r* avec le voile du palais, au lieu de le produire par les vibrations de la langue.

» En déprimant la langue des sujets pendant qu'ils prononcent le *r*, on voit la luette se projeter sur la base de cet organe et vibrer comme la frange d'un drapeau vivement agité par le vent (1).

» La rectification a été obtenue par la répétition rapide des dentales *t, d*, seules d'abord, puis associées avec le *r* et une voyelle :

ta   da....
tra   dra....

(1) Voir *Principes de l'éducation des sourds-muets*, p. 182, et chap. VI de la seconde partie du présent volume.

» La méthode générale que nous venons d'exposer est établie sur des principes d'acoustique et de physiologie incontestables. Les procédés d'application sont rationnels et faciles ; les résultats qu'elle nous a donnés dans des cas de surdi-mutité et de bégayement et autres défauts de prononciation ont été très-satisfaisants; on peut donc affirmer qu'elle doit généralement réussir. »

CHAPITRE III

Autres observations sur des cas de bégayement et de vices de prononciation

Résumé de la méthode

Depuis l'époque où ce mémoire a été présenté au Congrès scientifique de Montpellier (décembre 1868), nous avons eu assez fréquemment l'occasion de rectifier des vices de prononciation chez de jeunes enfants de notre école annexe, chez des élèves de l'Ecole normale même et sur des personnes étrangères à cet établissement.

Nous rapporterons quelques-uns de ces cas:

1. —Mlle X...., âgée de dix-huit ans, élève d'un grand établissement d'éducation, était affligée d'un vice de prononciation qui avait résisté à tous les moyens de traitement. Elle n'articulait point les *gutturales,* et les remplaçait par les *dentales,* comme c'est l'ordinaire.

Ce vice lui faisait commettre fréquemment de ces quiproquos qui d'abord n'excitent que l'hilarité, mais qui ensuite, par le ridicule qu'ils amènent, déprécient ceux qui en sont les auteurs, et finissent souvent par compromettre leur avenir.

Aussi cette situation cause-t-elle les plus vives préoccupations aux familles.

Mlle X.... avait par deux fois et sans résultat subi la section du frein de la langue ; et, en décembre 1873, elle se rendit à Montpellier, accompagnée de sa mère, pour être soumise une troisième fois à cette opération.

M. le docteur Courty, professeur de clinique chirurgicale à la Faculté de médecine, refusa de pratiquer, comme inutile, cette opération qui lui était demandée, et m'amena sa cliente en me proposant de la soumettre à tels exercices d'articulation que je jugerai convenables.

Mlle X.... me fut aussi recommandée par un autre professeur de la Faculté, M. le docteur Combal.

Les exercices eurent lieu deux fois par jour, en présence de Madame X....; leur durée fut de demi-heure chaque fois.

Je dois déclarer que l'infirmité présenta une résistance que je n'avais pas encore rencontrée.

Tandis que, pour l'ordinaire, l'articulation gutturale d'une voyelle obtenue, on passe immédiatement et sans difficulté à celle des autres voyelles, il en fut tout autrement dans le cas dont il s'agit.

Il fallut un travail spécial pour l'articulation de chaque voyelle; c'était une série de difficultés qu'il fallut vaincre une à une; et c'est dans l'ordre suivant que les voyelles durent être attaquées : ki (kyrie, kina, kilo....) *Ku* (kurie, curie, curieux) — *ké* (képi, kermès). *Kou... ko... ka... ke... keu...*; et pour obtenir ces dernières, l'élève dut refouler sa langue jusqu'à la replier sur elle-même, la pointe en dessous. (Voir la description des gutturales.)

Je m'étais imposé l'obligation de n'agir que par voie de conseil, indiquant au sujet les dispositions qu'il devait donner à ses organes vocaux. Les résistances cédèrent néanmoins peu à peu, et au treizième jour la cure était complète.

Trois cas de bégayement

2.—Je me suis occupé, il y a deux ans, de deux cas de bégayement présentés par deux jeunes gens de seize à dix-huit ans.

C'étaient deux de nos élèves-maîtres qui, chose incompréhensible, avaient réussi à se faire admettre à l'École normale sans que les examinateurs se fussent trop aperçus de leur infirmité. Les hésitations de leur parole avaient dû certainement être mises sur le compte de l'émotion qu'éprouvent assez souvent les candidats. Quoi qu'il en soit, l'infirmité fut reconnue dès leur entrée à l'école. Aux premiers examens trimestriels, la Commission de surveillance, péniblement impressionnée par l'état de ces jeunes gens, émit l'opinion que leur infirmité les rendait impropres à l'enseignement.

. Je me décidai alors à réaliser immédiatement le projet que j'avais tout d'abord formé d'essayer de guérir ces deux élèves, projet dont des affaires administratives m'avaient forcé de différer l'exécution,

Les exercices eurent lieu chaque jour, à la récréation de midi et à celle de quatre heures. Chaque séance dura en moyenne vingt-cinq minutes. Les exercices étaient communs aux deux élèves.

Au quinzième jour, l'un d'eux était guéri; l'autre présentait encore des hésitations qui disparurent complètement au vingt-cinquième jour.

Les autres élèves étaient tenus au courant des exercices, et l'un d'eux me remplaçait quand j'étais empêché.

3.—*Troisième cas de bégayement.*—M......., âgé de quatorze ans, élève d'un établissement de l'Université, était atteint d'un bégayement qui rendait excessivement difficile l'exercice de la parole, de la lecture et de la récitation. Les mots n'arrivaient qu'après de longues hésitations et de grands efforts, accompagnés de mouvements de la tête, du tronc et du bras.

Les *labiales*, les *dentales* sifflantes *s*, *z*, et les palato-sifflantes *ch*, *j*, étaient produites avec difficulté.

L'appareil vocal était bien conformé, le sujet intelligent.

Les exercices ont eu lieu deux fois par jour, à onze heures et à cinq heures, après les travaux classiques, qui n'ont pas été interrompus non plus que dans les cas précédents.

Chaque séance a duré environ trois quarts d'heure.

Au dixième jour, l'élève récite et lit parfaitement. Quelques hésitations persistent encore dans la conversation.

Les progrès vont s'accentuant jusqu'au seizième jour, où le jeune homme quitte la ville avec sa famille.

Il est d'ailleurs guéri de son bégayement ; il lui suffit de se surveiller et de s'exercer lui-même.

Résumé de la méthode physiologique pour la guérison du bégayement

Ainsi que nous l'avons dit, le bégayement consiste dans un défaut de concert entre les fonctions respiratoires et les fonctions vocales, concert que la volonté, malgré d'énergiques efforts, ne parvient pas ordinairement à rétablir : de là ces difficultés à prononcer certains mots, suivies de l'émission rapide et de la répétition désordonnée de plusieurs syllabes.

Le but que nous nous sommes proposé, dans les exercices auxquels nous avons soumis des sujets atteints de bégayement, c'est le rétablissement de cette harmonie par des moyens purement physiologiques, par une gymnastique respiratoire et vocale, dont le résultat est une prononciation facile et régulière.

Le résumé de ces exercices sera la formule très-condensée de la méthode, et le guide pour son emploi.

Le bégayement est *simple* ou *complexe* : simple, s'il ne consiste que dans le défaut d'harmonie entre les fonctions respiratoires et vocales ; complexe, si à ce défaut d'harmonie s'ajoutent d'autres vices de prononciation. Ainsi les deux cas des deux élèves-maîtres dont il vient d'être question, sont des cas de *bégayement simple* ; le troisième et celui qui a fait l'objet d'un rapport à M. le Recteur, sont des cas de *bégayement complexe*.

Le bégayement simple se guérit par la série d'exercices dont l'énumération est ci-après ; le bégayement complexe se traite par les mêmes exercices ; mais les vices de prononciation concomitants se corrigent spécialement par les exercices n°ˢ 1, 2, 3 et 4 de la même série.

Quant aux procédés employés pour la correction de ces défauts, il faut lire, pour les connaître, ce qui a été dit dans les cas particuliers précédemment rapportés, ainsi que ce qui est exposé plus loin, à la suite de l'énumération des exercices pour la guérison du bégayement.

1. *Attitude* (1)

Le sujet doit se placer debout, la tête droite, les bras pendants, en face du maître également debout.

C'est la position la plus favorable au jeu des muscles de la respiration et de la phonation.

En effet, les muscles *trapèzes*, extenseurs de la tête, placent les *scalènes* et les *sterno-mastoïdiens* dans la situation qui convient le mieux à leur fonction d'inspirateurs.

Les muscles élévateurs et abaisseurs du larynx, les abaisseurs de la mâchoire inférieure, ayant ainsi leurs attaches antagonistes le plus éloignées possible, sont dans les conditions les plus propices à l'émission de la voix.

Nota. — Tous les exercices qui vont être indiqués peuvent être collectifs, c'est-à-dire communs à plusieurs sujets, à la seule condition d'être rendus parfois individuels, comme moyen de contrôle.

2. *Exercices de respiration*

On fait faire d'abord des exercices de respiration profonde et spécialement diaphragmatique, c'est-à-dire produite surtout par le diaphragme, et exécutée suivant le rhythme normal, — les bras pendants et immobiles.

Pour augmenter l'énergie de la respiration, on peut proposer au sujet de mettre en mouvement par son souffle, des objets placés devant sa bouche, tenus à la main ou posés sur une table, etc.

Puis on passe à des exercices de respiration diaphragmatique profonde, avec mouvement d'élévation et d'abaissement des bras.

Ici l'action des muscles *deltoïde* et *grand dorsal* concourt énergiquement aux fonctions respiratoires.

Au premier temps, les *pectoraux* et le *grand dorsal* soulèvent les côtes, agrandissent le thorax par suite de l'élévation de leurs insertions humérales.

Au second temps, le *grand dorsal* et l'action simultanée des muscles expirateurs *grand droit* et *obliques de l'abdomen*, chassent vivement l'air de la poitrine et lui donnent une tension éminemment favorable à la phonation.

3. *Exercices de phonation*
(Voir les touches vocales-voyelles)

Puis pendant le second temps de l'exercice précédent (expiration), on fait produire successivement les voyelles, et l'on veille à ce que l'élève dispose bien ses organes vocaux, en insistant sur l'émission de chaque son autant qu'on le

(1) Voir 2e partie, chapitres I et suivants.

juge nécessaire. Au besoin on se sert de la spatule phonétique ou des doigts du sujet pour donner aux organes la position exigée.

Dans cet exercice et les suivants, on donne à la fois le conseil et l'exemple.

Les organes de la respiration et de la phonation se disciplinent sous cette action énergique ; leurs hésitations cessent ; ils harmonisent leurs mouvements, qui s'exécutent peu à peu suivant le rhythme normal.

Si l'examen des organes vocaux et de leurs fonctions en indique la nécessité, on a recours à la gymnastique maxillaire et au massage des lèvres, des joues, de la langue, dont il a été question au chapitre III de la 2° partie et ailleurs, ainsi qu'à l'excitation du larynx et des muscles élévateurs de cet organe.

4. *Exercices d'articulation*
(Voir les touches vocales-consonnes)

Aux exercices de phonation succèdent ceux d'articulation. Il est bien entendu que l'émission des sons articulés doit toujours se faire pendant le second temps de la respiration ; et, comme dans l'exercice précédent, il faut faire prendre aux organes vocaux les dispositions convenables, et corriger ainsi les autres vices de prononciation qui coexistent souvent avec le bégayement proprement dit.

Dans ces exercices, nous groupons les articulations par espèces physiologiques, et par ordre de *fortes* et de *douces*.

Nous faisons produire les articulations antérieures, puis les articulations postérieures, enfin les articulations antéro-postérieures, suivant en cela l'ordre de nos tableaux de lecture.

Nous indiquons soigneusement aux élèves les dispositions des organes vocaux correspondantes à chaque son et à chaque articulation, c'est-à-dire les touches vocales. Et, si le sujet éprouve des difficultés pour produire quelque articulation (p. . f... t... c...), nous imaginons des procédés auxiliaires, physiologiquement justifiés, pour arriver à une prononciation aisée et correcte. Puis nous formons des choix de mots et de phrases où les difficultés corrélatives sont accumulées autant que possible. (Voir les cas particuliers traités plus haut, et plus loin, les autres vices de prononciation.)

Si dans la prononciation le sujet ne distingue pas suffisamment les articulations *fortes* d'avec les *douces*, nous lui en faisons saisir les nuances par la force d'impulsion de la colonne sonore qui sort de la bouche ; il règle ainsi l'intensité de son souffle et obtient l'effet désiré. On a recours aussi, si on le juge nécessaire, aux vibrations musculaires qui, dans la parole à haute voix, accompagnent l'émission des consonnes douces.

Ces exercices d'articulation n° 4 sont ensuite appliqués à des pages entières lues ou récitées, et se succèdent dans l'ordre indiqué: d'abord, exercices sur les syllabes (1er, 2°, 3° et 4° tableaux d'articulation) ; puis sur des mots ; en troisième lieu, sur des phrases ; enfin sur une série de phrases.

Ces exercices se pratiquent avec mouvement des bras.

5. *Prononciation rhythmée ou exercices de scandation* (1)

Peu à peu nous faisons alterner les mouvements énergiques des exercices précédents avec des mouvements modérés, en deux temps aussi, de l'avant-bras sur le bras (flexion et extension). C'est le mouvement de la mesure à deux temps ; et c'est pendant le second temps seulement que chaque syllabe est émise, cette émission correspondant toujours ainsi avec un mouvement expirateur (2).

Plusieurs mesures peuvent d'ailleurs être exécutées pendant le même acte respiratoire (expiration), et l'on suspend les mouvements de l'avant-bras et l'émission des syllabes lorsque le sens et le besoin de respirer exigent un repos.

EXEMPLE :

Oui | (*Repos*), je | viens | dans | son | tem|ple a|do|rer | l'E|ter|nel | (*Repos*).
Je | viens | (*Repos*) | sel|lon | l'u|sa|ge an|ti|que et | sol|len|nel | (*Repos*),
Cé lé|brer—a|vec | vous | la | fa|meu|se jour|né|e (*Repos*).
Où | sur | le | mont | Si|na | (*Repos*) la | loi | nous | fut | do|nnée.

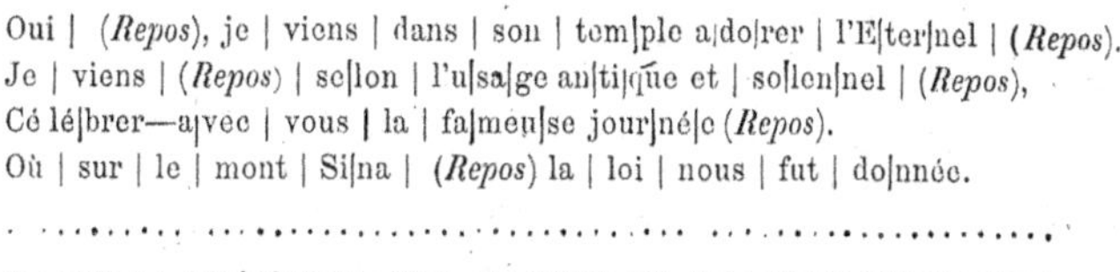

Ces exercices entraînent dans un même mouvement de sympathie rhythmique les organes respirateurs et phonateurs.

Nous faisons ainsi scander, c'est-à-dire syllabiser nettement et fortement des mots, des phrases, des morceaux de plus en plus étendus. ce qui prépare à la lecture et à la récitation.

6. *Exercices spéciaux pour harmoniser la respiration et la voix*

On fait exécuter les deux mouvements d'inspiration et d'expiration avec élévation (1er temps) et abaissement des bras (2e temps)

Pendant le premier temps, l'élève remplit sa poitrine d'air et garde le silence.

Au 2° temps, il expulse l'air et prononce une série de mots, par exemple : *un, deux, trois, quatre*.

Il reprend les mouvements respiratoires et répète plusieurs fois la série.

Puis il ajoute un nouveau mot à cette série : *un, deux, trois, quatre, cinq* ; — puis un *sixième*, un *septième*, et ainsi de suite, jusqu'à épuisement de l'air contenu dans la poitrine.

---

(1) Le mot *scandation* ne se trouve pas dans les dictionnaires ; mais il exprime bien l'action que nous avons en vue. Il répond au latin *Scansio*. Sa physionomie est du reste toute française. Ces considérations nous ont déterminé à l'employer ici .

(2) Le premier temps correspond à la flexion de l'avant-bras.

7. *Exercices de concordance entre la respiration et le sens*

Comme dans les exercices du numéro précédent, on fait exécuter les deux mouvements d'inspiration et d'expiration, soit avec élévation et abaissement des bras, soit seulement avec les mouvements analogues de l'avant-bras.

Le silence est gardé pendant le 1er temps ; la voix ne se fait entendre que pendant le 2e ; mais, au lieu de prononcer des syllabes quelconques, on émet une série de mots formant un sens ou une fraction du sens, et l'on s'arrête pendant l'inspiration.

Après le 1er temps de l'acte respiratoire, on reprend une nouvelle série de mots, pour s'arrêter lorsque le sens l'indique ; et ainsi de suite.

Exemple :

1er *temps*. — (Silence)
2e *temps*. — Oui, je viens dans son temple,
1er *temps*. — (Silence)
2e *temps*. — Adorer l'Eternel.
1er *temps*. — (Silence)
2e *temps*. — Je viens,
1er *temps* — (Silence)
2e *temps* — Selon l'usage antique et solennel,

Nota 1.— Le maître exécute d'abord seul, pour indiquer les divisions du sens. L'élève répète après lui.

Nota 2. — Quelquefois le sens indique des repos que n'exige pas le besoin de respirer. Si ces repos sont courts, on peut les prendre sur le 2me temps de l'acte respiratoire: c'est le cas du repos qu'on doit faire après le mot *oui*, du premier vers de l'exemple ci-dessus.

Nota 3: On remarquera que les mêmes vers ont servi à deux exercices différents, nos 5 et 7.

8. *Exercices de récitation et de lecture*

Quand des morceaux de littérature ont été préparés par les exercices des nos 5 et 7, les élèves les récitent ou les lisent sans mouvement des bras. Et, pour les aider à faire concorder les mouvements respiratoires avec le sens, le maître lit d'abord seul ; puis lit ou récite avec les élèves ; enfin les élèves exécutent seuls. Ils sont ainsi insensiblement amenés dans les conditions de la lecture ordinaire.

Il est bon que les élèves apprennent par cœur des passages d'auteurs, en prose ou en vers.

Les exercices sur les morceaux sus de mémoire doivent précéder les autres comme plus faciles, car l'attention est moins divisée.

A mesure que les progrès en récitation et en lecture se réalisent, on rend de temps en temps la syllabation ou scandation préparatoire plus rapide, afin d'assouplir les organes et de rendre leurs fonctions plus faciles, mais en veillant attentivement à ce que la prononciation soit toujours nette et correcte ; et l'on rentre ensuite dans le rhythme habituel de la lecture.

9. Exercices de concordance entre la respiration et l'expression de la pensée, exécutés par l'élève seul.

Jusqu'ici les exercices n'ont été en quelque sorte que physiologiques et de pur entraînement; il faut maintenant donner plus d'initiative à l'élève et l'obliger à rendre les exercices plus intellectuels et plus personnels, afin qu'il harmonise de lui-même sa respiration avec l'expression de sa pensée ou de celle d'autrui.

La parole ne devant se produire que pendant le second temps de la respiration, il est nécessaire d'établir l'accord entre l'intelligence, c'est-à-dire le sens des phrases, et les mouvements respiratoires, et de ne faire énoncer une pensée ou un de ses éléments que pendant l'expiration.

Dans ce but, on soumet l'élève à un travail préparatoire aux exercices de lecture et de récitation.

On prend une phrase, un fragment de prose ou de vers, et l'on invite l'élève à en découvrir les différentes parties : celles qui, étant intimement unies, *sujet, verbe, attribut, complément direct*, doivent nécessairement être prononcées de suite, — et celles qui, unies aux précédentes par le sens général, peuvent cependant en être séparées et doivent, par conséquent, être énoncées à la suite des autres, après des repos plus ou moins longs ; tels sont les *qualificatifs. les mots en apostrophe*, les mots ou série de mots indiquant un *but*, une circonstance de lieu ou de temps, etc.

En outre, les mots remplissant les mêmes fonctions, tels qu'une série de sujets, de verbes, d'attributs, de compléments, doivent être séparés par un repos qui sera, selon les cas, ou le premier temps de l'acte respiratoire, ou seulement une partie du deuxième, l'expiration.

Il est évident que ce travail portera d'autant plus de fruits, que l'élève sera plus capable d'analyser les pensées.

Appliquons à un exemple dans lequel les parties d'une pensée seront séparées par un trait vertical, tandis que les diverses phrases du morceau le seront par deux ou trois, suivant leurs rapports plus ou moins éloignés.

La Cigale et la Fourmi

La cigale | ayant chanté |
Tout l'été, |
Se trouva fort dépourvue |
Quand la bise fut venue : |
Pas un seul petit morceau

De mouche ou de vermisseau. | | |
Elle alla crier famine |
Chez la fourmi, | sa voisine, |
La priant de lui prêter
Quelque grain | pour subsister
Jusqu'à la saison nouvelle : | |
Je vous paierai, | lui dit-elle, |
Avant l'août, | foi d'animal, |
Intérêt et principal. | | |
La fourmi n'est pas prêteuse : | |
C'est là son moindre défaut. | | |
Que faisiez-vous au temps chaud? |
Dit-elle à cette emprunteuse. | | |
Nuit et jour, | à tout venant, |
Je chantais, | ne vous déplaise. | | |
Vous chantiez! | | j'en suis fort aise. | |
Eh bien! | dansez maintenant.

Les mots compris entre deux traits simples doivent être prononcés pendant le même mouvement d'expiration ; il y a silence pendant le mouvement d'inspiration suivant.

Le double trait indique que le silence doit durer pendant un acte respiratoire complet et pendant l'inspiration du suivant ; la parole ne reprend qu'au 2° temps du 2° acte.

Le triple trait indique que le silence dure deux actes complets, et que la parole ne doit reprendre qu'au second temps du troisième acte respiratoire.

Quand le sujet est bien exercé, il peut quelquefois prononcer, pendant une même expiration, deux courtes séries de mots séparés par un trait, en ménageant un silence entre les deux, comme dans le premiers vers de l'exemple donné :

La cigale ayant chanté |

D'autres fois, si la série logique est trop longue, on peut chercher à la diviser pour soulager l'élève, comme dans les deux vers :

Pas un seul petit morceau
De mouche ou de vermisseau,

dans lesquels on pourrait placer un léger repos, avec aspiration, après le mot *mouche*.

Il est entendu que, pour faire bien compter les temps de la respiration, comme aussi pour favoriser l'émission de la parole, ces exercices se pratiquent avec les mouvements ordinaires d'élévation et d'abaissement des bras ou de l'avant-bras, jusqu'au moment où l'habitude les rend inutiles.

On peut aussi, quand il ne s'agit que d'enseigner à ménager leur souffle à des personnes qui ne sont pas atteintes de bégayement, se contenter, pour faire bien apprécier les deux temps de la respiration, de leur faire placer le dos de la main devant la bouche, et recevoir ainsi l'impression de l'air expiré. C'est seulement pendant cette expiration que la parole doit être émise, tandis que le silence est gardé pendant le mouvement contraire.

On peut exécuter cet exercice sur la fable citée.

Les morceaux ainsi préparés sont ensuite lus ou récités sans aucun mouvement.

Quand un lecteur ou un chanteur savent bien réaliser l'harmonie de la respiration et de l'expression de la pensée, ils sont certains de ne jamais manquer de souffle.

Quant aux inflexions, elles naîtront de l'intelligence du sens et seront indiquées par la lecture préalable du maître (1).

Quelquefois on sépare, par une inspiration profonde, l'émission de paroles intimément unies par le sens, afin de prononcer vivement les dernières, sur lesquelles on veut spécialement appeler l'attention.

C'est ce qui a lieu, par exemple, dans les formules de commandement d'exercices ou de manœuvres militaires :

Respiration.	1er *temps*.	2e *temps*.	1er *temps*.	2e *temps*.
Parole.	(Silence).	Portez !	(Silence).	Armes !
Parole.	(»)	En avant !	(»)	Marche ! !

10. — *Exercices d'invention pour mieux préparer à la conversation*

Pour placer le sujet dans les conditions ordinaires des relations sociales, on l'engage à former des pensées et à les exprimer instantanément. Il s'habitue ainsi à l'imprévu de la conversation, et maîtrise à la fois son intelligence, sa sensibilité et sa respiration.

Dans ce but, on lui fait construire des phrases sur des mots donnés ; on établit avec lui de petites conversations ; on l'oblige à faire des comptes rendus touchant ses occupations ou sur des circonstances de sa vie, etc. Il doit, comme dans la récitation et la lecture, scander les phrases et faire concorder la parole avec la respiration, jusqu'à ce que l'habitude réalise d'elle-même cette harmonie.

On fait aussi lire ou réciter des morceaux dialogués de prose ou de vers, que l'élève scande vigoureusement avec mouvement d'élévation et d'abaissement des bras ou tout au moins de l'avant-bras.

Certaines fables de La Fontaine, surtout si elles sont lues de mémoire, sont très-propres à faire obtenir le résultat désiré (2).

1 Voir plus loin : Emploi de la méthode dans les écoles primaires

(2) Quelques comédies de Molière, les *Femmes savantes*, les *Précieuses*, le *Misanthrope*, conviennent pour ce genre d'exercices.

Ces divers exercices conduisent les élèves à une prononciation correcte, à la lecture à haute voix, et enfin à une conversation aisée.

Les élèves peuvent alors être abandonnés à eux-mêmes.

11. *Nombre et durée des séances*

On a vu que nous n'avons fait avec nos élèves que deux séances par jour, de vingt-cinq ou quarante minutes chacune.

Ce nombre de séances est suffisant. Quant à leur durée, elle pourrait être portée à une heure. Il faut, toutefois, consulter les forces des élèves et ne pas fatiguer les organes outre mesure.

Nos élèves n'ont pas interrompu leurs occupations classiques et sont restés mêlés à leurs condisciples. Il est bon, néanmoins, surtout dans les premiers jours d'exercice, que les sujets ne se livrent pas aux conversations qui naissent forcément des relations sociales, afin d'éviter que leurs organes ne retombent dans les habitudes désordonnées que les leçons tendent à leur faire perdre. Une vie retirée est d'abord un peu nécessaire.

12. *Durée du traitement*

La durée du traitement est évidemment variable avec les dispositions individuelles ; mais la limite ordinaire doit être d'environ un mois, en y comprenant les jours habituels de congé, qu'il est bon de conserver comme nécessaires au repos et au travail intime et spontané des organes.

On insiste plus ou moins sur tels ou tels exercices, selon les résistances que les organes opposent à ces moyens curatifs.

Tous les cas ne sont pas identiques: chez des sujets, l'impressionnabilité est plus grande, la langue large, épaisse et courte ; chez d'autres, une sorte de spasme des muscles élévateurs et abaisseurs de la mâchoire inférieure tient les arcades dentaires fortement serrées ou la bouche grande ouverte. Mais un maître attentif saisit les indications, et sait se diriger d'après elles. (Relire la description des organes vocaux et la gymnastique spéciale à chacun d'eux.)

L'amélioration se produit d'abord dans la récitation, puis dans la lecture et en dernier lieu dans la conversation, où les hésitations sont bien plus lentes à disparaître.

Le traitement fini, le sujet fera toujours bien de continuer lui-même les exercices, dans une certaine mesure, afin d'assurer les résultats obtenus. Il doit, en quelque sorte, se considérer comme convalescent et user des moyens qui peuvent prévenir le retour du mal. Il en est du bégayement comme de ces maladies constitutionnelles sujettes à récidive, telles que la chlorose et l'anémie, dont le traitement doit être continué pendant longtemps malgré les apparences du retour à la santé, et quoique le malade ait cessé de recevoir les visites de son médecin.

Enfin on remarque quelquefois encore au terme des exercices la persistance d'une sorte de tremblement des organes vocaux, surtout lorsque le sujet est sous l'influence de quelque cause d'émotion. C'est là évidemment un élément nerveux ; et la preuve, c'est que quelques inhalations d'éther ou de chloroforme suffisent pour faire cesser ce trouble. Réduit à ces proportions, cet élément, qui à l'origine aurait résisté à tout agent thérapeutique (1), peut céder maintenant à un traitement antispasmodique prolongé pendant quelque temps. Mais il est bien entendu que ce moyen auxiliaire de curation ne peut être employé que sur les conseils et sous la direction d'un médecin.

Autres vices de prononciation

Pour ce qui est des autres défauts de prononciation, on les guérit en se dirigeant d'après les données du chapitre VI de la deuxième partie, Étude des touches vocales, et d'après le traitement suivi dans les cas particuliers cités un peu plus haut. Ces vices coexistent souvent avec le bégayement.

La prononciation est vicieuse toutes les fois qu'elle n'est pas nette, bien scandée, ou qu'elle s'écarte pour l'émission des voyelles ou des consonnes de la prononciation des personnes qui parlent bien.

Les principaux vices de prononciation, après le bégayement, sont : le *bredouillement*, le *zézayement*, la *blésité* et généralement toute substitution d'une articulation à une autre ; le *grasseyement*, la *monotonie*, le *chantonnement*, l'*ânonnement* et le *nasillement*.

Le maître doit d'abord reconnaître la nature du vice de prononciation, l'état et les fonctions des organes vocaux, et déduire ensuite de cet examen les massages, les exercices physiologiques et de prononciation auxquels il doit soumettre son élève.

BREDOUILLEMENT

Le bredouillement consiste dans une prononciation vicieuse et précipitée des voyelles et des consonnes.

On le guérit en portant spécialement son attention sur les voyelles et les consonnes mal prononcées, et en soumettant les sujets à des exercices analogues à ceux qui ont été indiqués pour les cas de bégayement.

ZÉZAYEMENT

C'est la substitution du *z* au *j*, du *s* au *ch*.

Ainsi certains enfants disent :

Un *sat* pour un *chat* ; un *sapeau* pour un *chapeau* ; le *zuze* pour le *juge* ; *suzet* pour *sujet*, etc.

____

(1) Voir plus haut, premiers alinéas du chapitre II.

On guérit le zézayement en indiquant à l'enfant les touches vocales du *z*, du *s*, du *j* et du *ch*, et on l'exerçant ensuite à prononcer des mots et des phrases où se trouvent ces articulations :

Zizanie, ziziphus, jujubier, rechercher, chevaucher....

Jésus de Nazareth entrant dans Jéricho aperçut Zachée juché sur la cime d'un sycomore.

La blésité consiste, comme le zézayement, dans la substitution d'une consonne douce à une *consonne forte : zonner* pour *sonner; dambour* pour *tambour.* On guérit ce défaut de la même manière que le précédent, et en faisant sentir la différence dans la force du souffle, ainsi que les vibrations musculaires qui accompagnent l'émission des consonnes douces.

Une autre substitution assez fréquente et généralement plus difficile à guérir est celle des dentales *t, d* aux gutturales *c, k, g.*

Les sujets atteints de ce vice disent :

tapitaine pour *capitaine, tafé* pour *café,* etc.

Nous avons déjà exposé deux cas de traitement de ce défaut de prononciation (fin des chapitres II et III de la 4me partie); nous y renvoyons.

On exerce les sujets sur des mots et des phrases renfermant les difficultés qu'il s'agit de vaincre.

Nos chers compatriotes d'Alsace intervertissent presque toujours l'emploi des *articulations fortes* et des *articulations douces;* ainsi ils prononcent :

Pon chour, pour *bon jour;*
Che fous tis, pour *je vous dis.*

On corrige en faisant remarquer la différence du souffle qui accompagne les *consonnes fortes* et les *consonnes douces,* ainsi que les vibrations musculaires qui accompagnent l'émission des consonnes douces.

GRASSEYEMENT

Le *grasseyement* consiste à produire la consonne *r* par les vibrations du voile du palais, au lieu de la produire par celles de la langue.

Nous avons indiqué à la fin du chapitre II de la 4e partie le moyen de corriger ce défaut. On s'aide aussi des vibrations musculaires. Voir la description de cette consonne.

La *monotonie* réside dans l'uniformité du ton de la voix, pendant la parole ou la lecture, — les voyelles et les consonnes pouvant du reste être bien prononcées.

Le *chantonnement* a lieu lorsque la lecture ressemble à une sorte de chant monotone, ou varié sans règle.

On guérit ces deux défauts en donnant d'abord aux élèves la signification des mots, l'intelligence des phrases et de leurs liaisons mutuelles, en faisant scander vigoureusement les mots et les phrases ; ensuite, en lisant soi-même les mots, les phrases, des morceaux de plus en plus étendus, — et en faisant répéter par les élèves, au fur et à mesure.

L'*ânonnement* est une lecture hésitante et chantante qui fatigue beaucoup ceux qui l'entendent. Elle a pour cause l'ignorance du sens, et des principes mêmes de la lecture *matérielle*.

La première indication, c'est de remettre l'élève aux tableaux de lecture ; la seconde, de lui donner peu à peu l'intelligence des mots et du sens, et l'exemple des inflexions correspondantes.

Le *nasillement* consiste dans le timbre nasillard des voyelles. Ce défaut est dû à ce que le sujet fait passer par les fosses nasales la plus grande partie du courant aérien qui vient des poumons ; et cette habitude tient à l'une ou à l'autre des deux causes suivantes, ou à toutes les deux à la fois : abaissement du voile du palais pendant l'émission des voyelles, ou occlusion trop considérable de l'isthme du gosier par le retrait de la langue vers le fond de la bouche.

Indications : 1° abaisser la base de la langue au moyen des doigts du sujet ou d'une spatule ; 2° pincer les ailes du nez entre le pouce et l'index, afin d'obliger le sujet à respirer uniquement par la bouche.

Si le défaut était dû à une conformation vicieuse des cornets, ou à une obstruction organique des méats, les moyens curatifs indiqués atténueraient seulement le vice de prononciation. (Voir la description des fosses nasales, 2ᵉ partie.)

Enfin, il est des vices de prononciation qui consistent dans la difficulté, sinon dans l'impossibilité de produire certaines voyelles ou certaines consonnes, telles que les labiales muettes *p*, *b*, *m* ; les labiales sifflantes *f*, *v* ; les dentales *t*, *d* ; les gutturales *c*, *k*, *g* ; etc.

Dans ces divers cas, il faut se diriger d'après les indications qui résultent de l'étude des touches vocales, — avoir recours au massage des organes rebelles, s'il y a lieu, et imaginer des procédés physiologiques qui amènent au résultat désiré, comme nous l'avons exposé dans le premier exemple de guérison du bégayement (4ᵉ partie, chapitre II).

Moyens préventifs contre tous les vices de prononciation.

Beaucoup de vices de prononciation, surtout le *bredouillement* et le *bégayement*, se contractent à l'école même, à l'occasion des exercices de lecture courante et de récitation.

Souvent les élèves lisent trop vite, sans inflexions de voix, sans intelligence du sens : c'est une sorte de course désordonnée. Les voyelles sont mal prononcées, les consonnes mal articulées : de là le *bredouillement*.

Presque toujours un élève qui ne sait pas sa leçon de récitation répète le même mot, ou même les premières syllabes d'un mot, attendant l'aide du maître. Un mot *soufflé* lui rappelle les deux ou trois suivants, qu'il prononce avec volubilité pour montrer qu'il sait bien. Il s'arrête de nouveau pour recommencer le même manége. Ce mode vicieux de prononciation passe à l'état d'habitude, et l'enfant est devenu *bègue*.

La crainte peut produire les mêmes effets.

L'exercice de la parole mal dirigé dans les familles, l'exemple d'une personne affligée d'un vice de langage, peuvent entraîner les mêmes conséquences.

Pour prévenir ces fâcheux résultats, nous dirons aux instituteurs et aux parents : soyez toujours bons, patients ; inspirez une douce confiance à vos élèves ; faites répéter ce qui a été mal dit, et corrigez. Veillez à ce que les enfants n'imitent pas la prononciation vicieuse de personnes vivant auprès d'eux

Dès les premières leçons de lecture, veillez à ce que les enfants prononcent bien les voyelles et les consonnes ; qu'ils disposent bien leurs organes vocaux ; que les mots, les petites phrases, soient lus avec les inflexions convenables ; donnez à la fois le précepte et l'exemple.

Appliquez des procédés analogues à la récitation des leçons et aux exercices de récitation proprement dits.

Que toute leçon donnée à apprendre soit préalablement expliquée. Non-seulement le travail de l'enfant sera rendu plus facile, mais l'intelligence du sens lui fera connaître les inflexions qu'il doit donner à sa voix, inflexions que, du reste, la lecture du maître devra lui indiquer.

Des exercices d'ensemble sont utiles pour faire acquérir les qualités d'un débit agréable.

Un élève timide, qui seul n'ose pas donner à sa voix les inflexions, les mouvements nécessaires, devient plus hardi quand sa voix se trouve mêlée à celle de ses condisciples.

Tel autre dont les organes sont rebelles au mouvement, fait plus d'effort pour vaincre les résistances, quand ses efforts ne sont pas particulièrement remarqués par le maître ni par ses camarades.

Enfin, dans ces sortes d'exercices musicaux, il y a entraînement : l'oreille devient plus délicate ; elle se fait au rhythme exigé par le sens, et la voix acquiert peu à peu la souplesse qui lui permet de rendre toutes les nuances de la pensée et du sentiment.

EMPLOI DANS LES ÉCOLES PRIMAIRES

de la méthode de guérison du bégayement, pour améliorer la prononciation des élèves qui savent déjà lire

Les élèves des écoles primaires, soumis aux exercices de cette gymnastique vocale, acquièrent rapidement une prononciation correcte et agréable.

Il est bien entendu qu'il n'est pas nécessaire de rendre les exercices aussi fréquents que lorsqu'il s'agit de corriger de véritables vices de prononciation ; il suffit d'y consacrer deux ou trois séances par semaine.

Ces exercices doivent être collectifs ; il y a à la fois économie de temps et entraînement des faibles par les forts : l'oreille et la voix y font leur éducation comme dans les chants orphéoniques.

On insiste sur les exercices de respiration, de phonation et d'articulation, et l'on s'applique à faire prendre aux organes vocaux les dispositions convenables. (Voir les touches vocales, les tableaux de lecture, etc.)

Parvenu aux exercices de récitation ou de lecture proprement dite, le maître fait scander le sujet de l'exercice. Il en lit une phrase et la fait répéter par tous les élèves, puis par quelques-uns seulement, afin de s'assurer des progrès individuels ; — et ainsi de suite.

On applique le même procédé à l'ensemble du morceau, et l'on donne l'intelligence du sens pour faire comprendre les divers tons par lesquels doit passer la voix, ainsi que la lenteur ou la rapidité de ses mouvements.

De cette façon on harmonise les divers états de l'âme avec les inflexions de la voix, qui lui sert d'instrument, et l'on arrive ainsi à la *lecture à haute voix* proprement dite, ou *lecture et récitation en public* (1).

ERRATA

Page 24, ligne 9, 7ᵉ mot. *Au lieu de* : tiers interne, *lisez* : tiers externe.

— 36, ligne 15, 12ᵉ mot. *Au lieu de* : sens, *lisez* : sons.

— 62, ligne 15. *Au lieu de* : Touches vocales voyelles, *lisez* : Touches vocales-voyelles.

— 83, ligne 8. *Au lieu de* : Uches vocales-consonnes, *lisez* : Touches vocales-consonnes.

— 110, ligne 32, dernier mot. *Au lieu de* : ot, *lisez* : oi.

— 110, ligne 33, dernier mot. *Au lieu de* : eu-a, *lisez* : ou-a.

— 130, ligne 15, 4ᵉ mot. *Au lieu de* : eau, *lisez* : peau.

— 130, ligne 16, 4ᵉ mot. *Au lieu de* : pbeau, *lisez* : beau.

— 134, ligne 28, 1ᵉʳ mot, *lisez* : gneur.

— 160, ligne 35, 10ᵉ mot. *Au lieu de* : lues, *lisez* : sues.

(1) Voir 2ᵉ partie, chap, IV, *tons* ou *registres* de la voix humaine.

TABLE ANALYTIQUE DES MATIÈRES

TROISIÈME PARTIE

—

PAROLE

ENSEIGNEMENT DE LA LECTURE-ÉCRITURE ET DE L'ORTHOGRAPHE

QUATRIÈME PARTIE

Enseignement de la parole aux sourds-muets, et moyens de guérir le
bégayement et autres vices de prononciation

CHAPITRE I

De l'enseignement de la parole aux sourds-muets.

CHAPITRE II

De la correction du bégayement et autres vices de prononciation

CHAPITRE III

Fin de la Table

Montpellier, Imprimerie centrale du Midi.— Hamelin frères

DU MÊME AUTEUR

———

Principes de l'éducation des sourds-muets et des enfants arriérés (couronné par la Société pour l'instruction élémentaire de Paris).

Des Moyens de corriger les vices de prononciation (couronné par la Société pour l'instruction élémentaire de Paris).

Orthophonie. Mémoire sur l'enseignement de la parole aux sourds-muets et sur les moyens de corriger le bégayement et autres vices de prononciation. (Extrait du Compte-rendu des travaux du Congrès scientifique de France, tenu à Montpellier en décembre 1868.)

De l'Alcoomètre centésimal et de ses applications à l'industrie vinicole et ses analogues, avec tables. (Livre honoré d'une souscription par la Chambre de commerce de Montpellier.)

———

EXTRAITS DU PRÉSENT VOLUME :

1° Touches vocales-voyelles et consonnes. Deux tableaux.
2° Tableaux d'articulation et de lecture.

BIBLIOTHÈQUE NATIONALE DE FRANCE
3 7502 01136698 8

www.ingramcontent.com/pod-product-compliance
Lightning Source LLC
LaVergne TN
LVHW051048200726
843508LV00001B/356